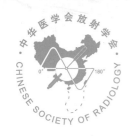

中华医学会放射学分会

中华医学影像案例解析宝典

丛书总主编　徐　克

U0213110

传染分册

Radiology of Infectious Disease

主　审　刘士远
主　编　李宏军　李　莉
副主编　施裕新　刘白鹭　鲁植艳　陆普选　王　红

人民卫生出版社

图书在版编目（CIP）数据

中华医学影像案例解析宝典. 传染分册/李宏军，李莉
主编. —北京：人民卫生出版社，2017
ISBN 978-7-117-25164-8

Ⅰ. ①中… Ⅱ. ①李…②李… Ⅲ. ①传染病-影象
诊断-案例-教材 Ⅳ. ①R445②R510.4

中国版本图书馆 CIP 数据核字（2017）第 240684 号

| 人卫智网 | www.ipmph.com | 医学教育、学术、考试、健康，购书智慧智能综合服务平台 |
| 人卫官网 | www.pmph.com | 人卫官方资讯发布平台 |

中华医学影像案例解析宝典　传染分册

主　　编：李宏军　李　莉
出版发行：人民卫生出版社(中继线 010-59780011)
地　　址：北京市朝阳区潘家园南里 19 号
邮　　编：100021
E - mail：pmph @ pmph.com
购书热线：010-59787592　010-59787584　010-65264830
印　　刷：北京人卫印刷厂
经　　销：新华书店
开　　本：889×1194　1/16　　印张：14
字　　数：376 千字
版　　次：2017 年 11 月第 1 版　2017 年 11 月第 1 版第 1 次印刷
标准书号：ISBN 978-7-117-25164-8/R·25165
定　　价：88.00 元

打击盗版举报电话：010-59787491　E -mail：WQ @ pmph.com
（凡属印装质量问题请与本社市场营销中心联系退换）

总 序

　　生命科学、工程科学与信息科学的交叉融合，功能影像、分子影像与人工智能的蓬勃发展，将影像医学带入了"精准影像""超越影像"的新时代，进而又提出了"走向临床，服务临床，引领临床"的新理念、新主题和新模式，使影像医学迎来了前所未有的新机遇与新挑战。然而，面对这日新月异、纷繁复杂的影像世界，所有影像专业的医师们，特别是中青年医生，乃至相关学科的临床医生，该如何涉猎、如何取舍、如何适应如今医学影像学的迅猛发展就成为共同面临的新课题。

　　合抱之木生于毫末，九层之台起于累土。对于从事影像专业的医生，特别是初涉纷繁影像世界的中青年影像医师而言，逐步炼就扎实的影像诊断和介入诊疗的基本功仍然是学习的重中之重。全面掌握各系统常见疾病的诊治要点，不断夯实诊断与鉴别诊断的专业基础，拓展认识广度和深度，逐步形成规范的影像诊断和介入诊疗的工作思路，不断充实更专业、更丰富的影像知识和医学理论，是超越影像的前提与基础。

　　中华放射学会一直致力于中国影像医学继续教育公益活动的推进。自2015年开始与江苏恒瑞共同发起REACH项目，推动线上微信公众订阅号互动读片与线下现场专题读片相互结合的典型病例读片继续教育模式，以规范中青年影像医生诊治思路，引导正确的临床思维和诊疗方法。本套丛书正是在两年积累与沉淀的基础上，由中华放射学会牵头，以各专业委员会为基本单元，全面整理各系统典型病例，汇集学会精英团队的智慧，通过不同难度经典病例介绍与解析的模式，将各系统多种常见病、多发病的规范诊疗思路汇集成册，集中呈现，旨在培养各级医院中青年影像医生的正确诊治思维，夯实影像基础，提高医学影像诊治水平。

本套案例解析宝典丛书编写特点如下：

1. 十个分册全面涵盖目前按系统划分的全部专业学组，护理分册、介入分册的加入拓宽了传统影像学的概念和范畴。

2. 中华放射学会各专业委员会主任委员亲任各分册主编，组织本专业委员会精英团队编写、点评，奠定高端学术基础。

3. 以病例为切入点，以诊治分析思路为主线，图文并茂讲授分析方法与技巧。

4. 采用纸质与数字相互融合、相辅相成的模式共同推进，突破纸质图书篇幅的限制，极大地增加了图片展示数量。

感谢本套丛书各分册主审、主编及副主编们高度重视编写工作，精心组织编写团队，严格把握标准，全心全意致力于打造精品工具书；感谢各位编者在编写过程中倾注的大量心血，精心挑选病例，设计分析思路与技巧；感谢各分册秘书为丛书所做的大量文字修订、审校、编辑工作，在此向所有参加本套丛书编写的专家们表示衷心的感谢！

由于编写时间仓促、经验有限，缺点甚至错误可能在所难免，恳请各位同道批评指正，以期修正补充。

中华放射学会主任委员

徐克

2017 年 7 月

编写指导委员会 ● ● ●

《中华医学影像案例解析宝典》系列丛书书目

书名	主审	主编
中华医学影像案例解析宝典　神经分册	张云亭	于春水　姚振威
中华医学影像案例解析宝典　头颈分册		王振常　满凤媛
中华医学影像案例解析宝典　心胸分册	刘士远	伍建林　于　红
中华医学影像案例解析宝典　乳腺分册	刘士远	罗娅红　杨　帆
中华医学影像案例解析宝典　腹部分册	闵鹏秋　唐光健	宋　彬　饶圣祥
中华医学影像案例解析宝典　骨肌分册		袁慧书　郎　宁
中华医学影像案例解析宝典　儿科分册	朱　铭　邵剑波	李　欣　曾洪武
中华医学影像案例解析宝典　介入分册	滕皋军	姜卫剑　钟红珊
中华医学影像案例解析宝典　传染分册	刘士远	李宏军　李　莉
中华医学影像案例解析宝典　护理分册	张　素	秦月兰　徐　阳

中华医学会放射学分会诚邀您参与 REACH 项目一起来读片，扫描二维码关注微信平台参与互动答题，随时随地学习诊断技巧，提高诊断能力！

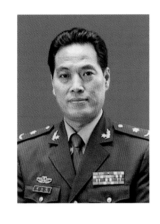

▍刘士远▍

现任上海长征医院影像医学与核医学科主任、教研室主任。医学博士、教授、主任医师,博士生导师。擅长胸部疾病特别是肺癌的影像学诊断,从事医学影像诊断工作30余年。入选上海市优秀学科带头人计划及上海市21世纪优秀人才计划。获得上海市医学会优秀主任委员,总后勤部育才银奖,全军放射医学杰出贡献奖/首席专家等荣誉。

作为课题第一负责人获国家"十一五""十二五"科技支撑项目子课题3项,国家自然基金重点项目1项,国家科技部重大国际合作项目1项,国家自然基金面上项目4项,军队"十一五"面上项目1项,上海市科委重大课题2项,重点项目4项,纳米重点专项3项等23项2500余万元科研资助。在 *Radiology*、*ER*、*EJR*、*AJR*、*BJR* 等杂志发表第一或通讯作者发表学术论著270余篇,SCI收录57篇。获得中华医学科技奖三等奖、军队科技进步二等奖5项。获得4项国家发明专利授权。主编及参编专著10部。

担任亚太心胸放射学会候任主席,中华医学会放射学分会副主任委员,中国医师协会放射医师分会副会长,中国医疗装备协会CT应用专委会主任委员,中国医疗保健国际交流促进会放射分会副会长,中国老年医学会放射分会副主任委员,上海市医学会放射学分会主任委员,上海市生物医学工程学会放射分会主任委员,上海市肿瘤影像专业委员会候任主任委员。担任《肿瘤影像学杂志》主编,《中华放射学杂志》副总编等及11本其他杂志编委和多本SCI收录杂志审稿专家。担任国家基金委自然基金初审、会审专家及会审专家组副组长、组长。

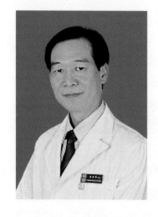

李宏军

医学博士,主任医师,教授,博士研究生导师,海外归国引进人才。享受国务院政府特殊津贴专家。北京市"十百千"卫生人才,北京市首批215高层次卫生人才学科带头人,传染病放射学奠基者。现任首都医科大学附属北京佑安医院医学影像学科主任;首都医科大学医学影像学系副主任;*Radiology of infectious disease* 杂志主编;中国科技创新与战略发展研究中心 医药科技工作委员会 精准医学创新模式研究中心主任。研究方向是感染与炎症放射学。

担任中华医学会放射学分会传染病放射学专业委员会主任委员;中国研究型医院学会 感染与炎症放射学专业委员会主任委员;中国性病艾滋病防治协会感染(传染病)影像工作委员会主任委员;国家自然科学基金委项目评审专家;中华医学科技奖专家评审委员会委员;国家留学基金委资助项目专家评审专家;*Chinese medical journal CMJ* 等12本专业杂志编委。

完成了法定传染病放射学的国际化学科建设,获中华医学科技奖及国家发明专利及知识产权登记16项;发表论文186篇,研究著作21部,其中英文版专著 *Radiology of Infectious Diseases*、*Radiology of HIV/AIDS*、*Radiology of Influenza A/H₁N₁*、*Radiology of parasitic diseases* 等6部由 Springer 出版发行,2014年 Masahiro Narita Washington University 书评发表 Clinical Infectious Diseases(IF 9. 146);2014、2015年连续获得国家出版总局版权输出优秀图书奖,成果被全球1345个图书馆索引。

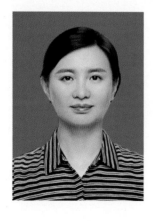

李 莉

现任职于首都医科大学附属北京佑安医院,副主任医师。2008年毕业于哈尔滨医科大学,获影像医学与核医学硕士学位。担任中华放射学分会青年委员会传染病放射学学组委员、中国研究型医院学会感染与炎症放射学专业委员会常务委员、中国艾滋病性病防治协会感染(传染病)影像工作委员会常务委员、首都医科大学医学影像学系传染病影像学组委员,*Radiology of infectious disease* 编委。从事影像学临床、教学及科研工作10余年,主要研究方向为传染性疾病影像诊断,已累计发表论文20余篇。主编医学影像学专著1部、副主编及参编18部、副主编原卫生部医学视听教材(人民卫生出版社)1部。参加医学专著翻译及校对工作1部。作为主要研究者参与多项国家级及省部级科研基金项目的研究。

前 言 ● ● ●

传染病放射学的定义是由于传染病不同病原体导致机体所发生的相关性疾病,基于其临床分期与病理为基础的影像学表现特征和规律的科学。传染病放射学是基于一个独立病人群体的新兴学科,是医学影像学的重要补充及组成部分,是医学影像学的丰富和发展,也是中国放射学专业团队对国际医学影像学的发展所做出的重要贡献。经过20余年的科学研究及学术积累沉淀,传染病放射学团队积累了大量的临床一手资料和丰富的临床与研究经验,《中华医学影像案例解析宝典——传染分册》是《中华医学影像案例解析宝典》丛书的10个分册之一。该书编写成立了编辑顾问委员会和专家委员会,以中华放射传染病放射学专委会的全国委员及青年委员为写作团队,以传染病典型病例为基础,采用病例征象引导式及讨论的科学设计、深刻论证,由人民卫生出版社以纸质书和数字内容融合的形式出版。编委会先后三次集中组织专家教授进行写作规范培训,讲解专业审稿、定稿等流程,以丰富的实例和统计数据及优质图片展示给读者,该书突出重点,简明扼要,图文并茂,贴近临床,实用性和参考性强,适合各层次医务工作者普及阅读。

全体参编人员从不同角度为本书做出了重要贡献,作为该书的设计者和参与者,笔者对此表示衷心感谢!同时对时刻关注着传染病影像学发展的徐克教授等著名放射学专家表示衷心感谢!对全国传染病影像学团队和首都医科大学附属北京佑安医院放射科团队所付出的努力表示感谢!为本书的出版和撰写做出贡献的人还有很多,在此一并致谢。

学科发展的过程也是人们的认识逐步完善的过程,偏失在所难免,敬请同道不吝赐教,期待日臻完善。

首都医科大学附属北京佑安医院　李宏军
2017 年 11 月

目 录 ●●●

第二章

细菌感染性疾病

第三章

寄生虫感染性疾病

第四章

螺旋体感染性疾病

第一章

病毒感染性疾病

案例 1 ● ● ● ●

女性，5 岁，发热、头痛

◆▶ **病例介绍**

患儿，女性，5 岁。因"发热、头痛"入院，入院后查体：咽部充血及扁桃体肿大。经咽拭子检查确诊为甲型 H1N1 流行性感冒（流感）。

◆▶ **影像学检查**

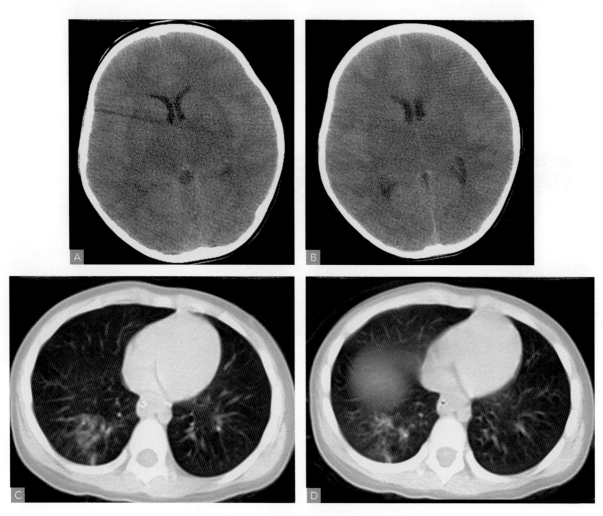

图 1-1　头颅 CT 与胸部 CT 扫描（甲型 H1N1 流感并发脑炎、肺炎）

A、B. 头颅 CT 示双侧脑白质密度对称性减低，双侧基底节及丘脑密度对称性减低，脑沟变浅，呈脑肿胀表现；

C、D. 胸部 CT 示右肺下叶见片状高密度影，边界模糊，以中心分布为主

◆ 诊断要点与鉴别诊断

1. 诊断要点

（1）头颅 CT：脑沟变浅，双侧脑白质密度减低，双侧基底节及双侧丘脑密度对称性减低，无明显占位效应，结合病人年龄，首诊脑炎。进一步检查推荐 MRI。由于病毒侵犯的部位和范围不同，所以病情可轻重不一，临床表现亦多样。

（2）肺部 CT：甲型 H1N1 流感病人胸部 HRCT 多表现为双肺磨玻璃样阴影，并可出现及实变纤维化及空气囊等表现。病变成人以双肺下野分布多见，但儿童无明显分布特点，病变分布有单侧或双侧、局灶、多灶或弥漫分布，部分伴有小叶间隔增厚、肺出血表现，少见淋巴结肿大、小叶中心结节及"树芽"征。之后病灶逐渐消散，只有部分病人继发肺纤维化或残余少许条索影。

2. 鉴别诊断

（1）甲型 H1N1 流感脑炎的表现与其他病毒性脑炎无异，主要是对脑实质细胞的损害，包括灰质、白质和周围血管的病理改变，表现为弥漫性或局灶性神经元变性、坏死，白质脱髓鞘改变，淋巴细胞和浆细胞浸润，周围血管炎性反应等，鉴别诊断较为困难，需要结合临床检查及相关病史。

（2）肺部表现需与支原体肺炎、SARS 相鉴别，本病进展及吸收均较迅速，除了危重症病人，一般均在 1 个月左右完全或大部分吸收，与后两者不同。

专家点评 ● ● ● ●

本病例胸部表现为典型感染性病变表现，云雾状及磨玻璃灶提示为间质性感染，然而仅从胸部表现难以与其他肺炎性病变鉴别，不过结合头颅 CT 表现，仍趋向于病毒感染，可为临床进一步诊治提供重要思路。本病例单纯依靠影像学诊断甲型 H1N1 流感有一定困难，需结合流行病学及实验室检查。

中华人民共和国《甲型 H1N1 流感诊疗方案（2009 年第 3 版）》诊断标准规定，凡肺内出现影像学所见的肺炎病变，均属重症甲型 H1N1 流感病毒感染，因此影像学检查是本病诊断、疗效评估及预后判断的重要手段。诊断主要结合流行病学、临床表现和病原学检查，其他如血清学检查、病毒分离（咽拭子、口腔含漱液、鼻咽或气管吸出物、痰或肺组织）、反转录-聚合酶链式反应等亦是诊断甲型 H1N1 流感的重要指标。

（案例提供：哈尔滨医科大学附属第二医院，李萍）

（点评专家：哈尔滨医科大学附属第二医院，李萍）

案例 2 • • •

男性，16 岁，发热、咳嗽伴右侧胸痛 5 天

◆ **病例介绍**

病人，男性，16 岁。发热、咳嗽伴右侧胸痛 5 天。右肺呼吸音低，可闻及少许湿啰音。

◆ **影像学检查**

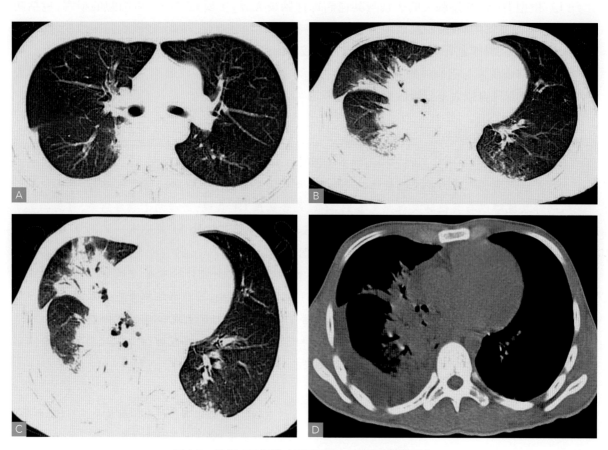

图 1-2　胸部 CT 扫描（甲型 H1N1 流感并发肺炎）
A～D. 胸部 CT 示双肺支气管血管束增粗，散在斑点、条絮状、大片状高密度影，以右肺中、下叶为著，边缘模糊，
其内可见空气支气管征，部分小叶间隔增厚，右侧胸腔少量积液

◆ **诊断要点与鉴别诊断**

1. 诊断要点　本病例 CT 主要表现为双肺纹理增多增粗，以右肺中、下叶为著的高密度影，空气支气管征，部分小叶间隔增厚，右侧胸腔少量积液，符合肺实质合并间质病变，提示有病毒性肺炎可能，最终呼吸道分泌物分离出甲型 H1N1 流感病毒亚型而确诊。

2. 鉴别诊断

（1）腺病毒肺炎：多见于儿童、婴幼儿和免疫力低下的病人，好发于冬春季。肺部病变以间质改变为主，常表现为肺纹理增多、紊乱，夹杂小片状、点状及粟粒影，肺气肿明显，一般不累及胸膜。

（2）细菌性肺炎：常表现为叶或段的实变，病变较局限，一般多为一段或者一叶病变发生，较少发生双肺或一侧弥漫性病变。

（3）支原体肺炎：病变以间质改变为主。X线早期表现为肺纹理增多或网格状改变，进展期呈片状磨玻璃样阴影，可不按肺叶、肺段分布，病灶由肺门向外带呈羽扇状改变，较有特征。CT可以显示早期间质性改变、小叶中心磨玻璃样阴影或实变。

专家点评 ● ● ● ●

甲型H1N1流感是一种急性呼吸系统传染病，多数病例临床表现温和，少数病例病情进展迅速，可出现病毒性肺炎，少数合并呼吸衰竭、多器官功能损伤，严重者可导致死亡。病变累及细支气管、肺泡及间质，病理显示细支气管壁坏死，中性粒细胞浸润，有弥漫性肺泡损伤伴厚的透明膜形成，肺泡间隔存在明显的成纤维细胞增生。

胸部CT表现显示肺组织普遍过度充气，肺纹理增多、增粗、模糊，肺内可见多发沿支气管树分布的小片实变，部分病变可融合；也可表现为大片实变，病灶周围可伴磨玻璃样改变，有充气不均匀及点网状间质改变。病变影像学表现变化快，与病程及病情变化一致。甲型H1N1流感并发肺炎影像学表现多种多样，缺乏特异性，单凭影像学无法诊断病原体，其临床意义主要用于评估病变的范围变化和疗效。

（案例提供：浙江大学丽水医院，涂建飞）

（点评专家：首都医科大学附属北京佑安医院，李宏军）

01章案例03

案例 3 • • •

女性，31 岁，发热、咳嗽 5 天

◆▶ **病例介绍**

病人,女性,31 岁。发热、咳嗽 5 天,最高体温达 39℃,热前无寒战,热时无抽搐,热型不规则。实验室检查:WBC 10.9×10^9/L;甲型 H1N1 流感病毒核酸分离检测阳性。

◆▶ **影像学检查**

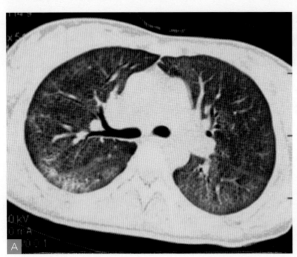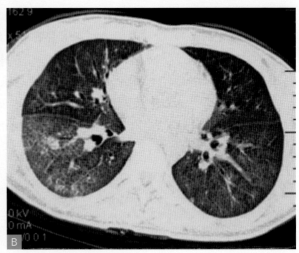

图 1-3　胸部 CT 扫描（甲型 H1N1 流感并发肺炎）
A、B. 胸部 CT 示双肺广泛多发斑片状高密度影,密度均匀,边界模糊,小叶间隔增厚,右下肺可见实变

◆▶ **诊断要点与鉴别诊断**

1. 诊断要点　本病例的特点为中年女性病人,发热、咳嗽 5 天,最高体温达 39℃,热前无寒战,热时无抽搐,热型不规则。甲型 H1N1 流感病毒核酸分离检测阳性。双肺广泛多发斑片状高密度影,小叶间隔增厚,右下肺实变。结合临床及实验室和影像检查,可做出甲型 H1N1 流感肺炎的诊断。

2. 鉴别诊断

(1) 细菌性肺炎:多以段或以一叶病变发生,很少发生双肺或一侧肺弥漫性病变。病变进展速度较危重甲型 H1N1 流感肺炎慢。血常规检查有助于鉴别。

(2) 禽流感:人感染禽流感(H5N1 病毒)几乎所有病例临床表现均伴有明显的肺炎,病理上为进展迅猛的累及肺间质和肺实质的渗出、肺实变。影像上包括弥漫性、多灶性或斑片状渗出影,节段性或叶性实变伴支气管充气征。

(3) 普通流感性肺炎:流感病毒分 A、B、C 3 型,A 和 B 型病毒感染最常见。影像学表现大多正常或仅为肺纹理增强,合并感染时早期见沿肺门向周边走向的炎性渗出影,之后出现斑片状影,多集中于肺野的内中带。本病病程发展较慢。

（4）严重急性呼吸综合征（SARS）：病原体为冠状病毒，发展非常迅猛，早期检查可无异常或肺边缘模糊片状影，2～3天后可波及一侧及双肺，并迅速进展为双肺弥漫性实变，可见支气管充气征。临终前胸部X线片可呈大面积"白肺"改变。

专家点评 · · · ·

甲型H1N1流感是由一种新型流感病毒变异株引起的急性呼吸道传染病。世界卫生组织（WHO）在2009年6月宣布对甲型H1N1流感的警戒级别升至6级，主要通过空气和接触传播，病变主要累及肺部，造成间质改变，乃至出现急性呼吸窘迫。临床主要表现为流感样症状，少数病人病情重，病情进展迅速，严重者可以导致死亡。重症HIN1流感常表现为肺炎，对病人或疑似病人进行胸部X线和CT检查尤为必要。

病毒性肺炎早期轻症时以间质性肺炎为主，炎症从支气管、细支气管开始，沿肺间质发展，支气管、细支气管壁及其周围、小叶间隔及肺泡壁等肺间质充血水肿，大量淋巴及单核细胞浸润，继之肺泡水肿渗出。甲型H1N1流感实属病毒性感染的范畴，故其病理过程与其他的病毒性肺炎有类似之处，甲型H1N1流感并发肺炎早期可表现为局限性或小范围的肺纹理增粗、模糊，为病变累及肺门附近的血管支气管束的间质性渗出；胸膜下小叶性斑片影为病变累及小叶间隔的间质及小叶性腺泡渗出水肿所致；中心性小结节为细支气管炎的表现。随病程发展，渗出性病灶通过肺泡孔等结构互相融合、范围扩大，重症病人病灶双肺弥漫，但实变区支气管通常不受累而呈现空气支气管征。甲型H1N1流感并发肺炎易累及胸膜腔引起胸腔积液。

参 考 文 献

［1］周莉,刘琴,何玉麟,等.甲型H1N1流感的CT征象分析.南昌大学学报(医学版),2012,52(2):52-54.

［2］ITO I,ISHIDA T,TOGASHI K,et al. Differentiation of bacterial and non-bacterial community-acquired pneumonia by thin-section computed tomography. Eur J Radiol,2009,72(3):388-395.

［3］赵世城,侯可可,陈勇.甲型H1N1流感肺炎胸部CT表现.四川医学,2011,32(2):266-267.

［4］QURESHI N R,HIEN T T,FARRAR J,et al. The radiologic manifestations of H5N1 avian influenza. J Thorac Imaging,2006,4(21):259-264.

（案例提供:哈尔滨医科大学附属第一医院,吕哲昊　刘丽丽）

（点评专家:哈尔滨医科大学附属第二医院,刘白鹭）

01章案例04

案例 4 ● ● ● ●

男性，25 岁，咳嗽、发热 6 天

◆▶ **病例介绍**

病人，男性，25 岁。咳嗽、发热 6 天，体温最高 39.5℃。痰中带血，黄色脓痰，不易咳出。咳嗽时出现胸痛，活动时伴有轻微气促。予头孢哌酮他唑巴坦钠抗感染治疗，效果不佳。近期有菜市场出入史。入院时查体：T 39.5℃，P 120 次/分，R 22 次/分，BP 138/89mmHg。实验室检查：血常规检查无异常；CRP 90mg/L；H5N6 亚型禽流感病毒核酸阳性。

◆▶ **影像学检查**

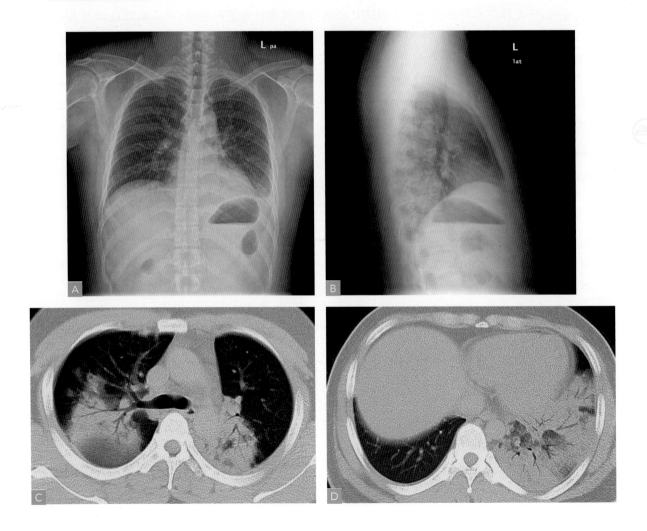

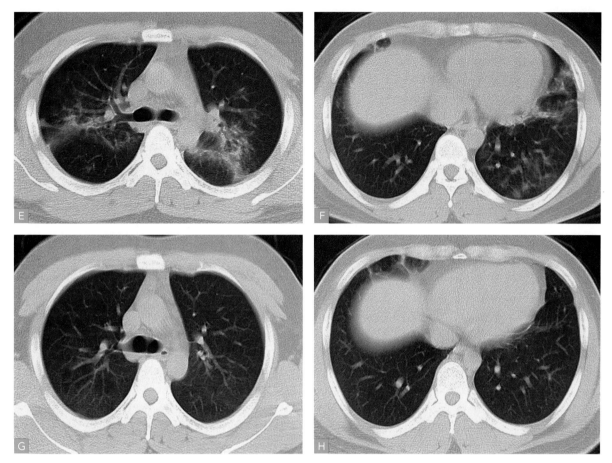

图1-4　胸部正侧位片与胸部CT扫描（人感染H5N6亚型禽流感病毒性肺炎）
A、B. 发病第4天,胸部正位片示左肺下野见斑片状密度增高影,边界欠清;胸部侧位片示左肺下野病灶与心影重叠;C、D. 发病第6天,胸部CT示左肺及右肺上叶斑点、片状实变,密度不均,实变影内见空气支气管征;E. 发病第17天,抗病毒治疗后病灶有吸收,双肺上叶散在条索、条片影;F. 发病第17天,左肺下叶散在斑点影和条索影,密度较前变淡;G. 发病后第101天,双肺上叶病灶基本消失;H. 发病后第101天,右肺中叶条索影,左肺下叶病灶基本吸收

◆◆　**诊断要点与鉴别诊断**

1. 诊断要点　本病例有流行病学史(菜市场出入史),发热、咳嗽,伴有痰中带血及胸痛等流感样症状,血常规检查指标不高,胸部CT显示双肺各叶多发大片状实变,其内可见空气支气管征,H5N6亚型禽流感病毒核酸阳性,经抗病毒治疗后,肺内病灶开始吸收,3个月后病灶基本吸收。

2. 鉴别诊断

(1) SARS:在X线和CT上的基本影像表现为多发磨玻璃样阴影、肺实变,多位于肺野外周,部分病例病灶可出现游走性特点。病灶吸收慢,可见肺间质纤维化改变。与H5N6的实变从影像上鉴别比较困难,需要结合实验室病原学检查。

(2) 流感病毒肺炎:表现为肺纹理增强,斑片状、小片状影多沿肺纹理分布,多位于双肺中下野的中内带,CT上病灶内可见空气支气管征,发病与流感盛行有关,进展较快。H5N6亚型禽流感影像学表现为多发片状磨玻璃样阴影及实变,进展比较快。

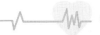

专家点评 ● ● ●

　　本病例是一例经过实验室聚合酶链式反应(PCR)检测证实的人感染 H5N6 亚型禽流感的新发传染病病例。临床表现特点主要为发热、咳痰、呼吸困难等流感样症状,实验室检查白细胞数正常,影像学表现为双肺多发片状实变及小片状磨玻璃样阴影,积极的抗病毒治疗有效。依据影像学检查及影像表现,与 SARS 及其他亚型禽流感病毒肺炎鉴别较困难,主要靠流行病学史及实验室对病原学检测确诊。

参 考 文 献

[1] PAN M,GAO R,LV Q,et al. Human infection with a novel,highly pathogenic avian influenza A (H5N6) virus:Virological and clinical findings. J Infect,2016,72(1):52-59.

[2] JOOB B,VIROJ W. H5N6 influenza virus infection,the newest influenza. Asian Pacific Journal of Tropical Biomedicine,2015,5(6):434-437.

[3] 郑艳,郭卉,王荣华,等. 云南省首例人感染 H5N6 禽流感病例流行病学调查. 中国公共卫生,2015,31(10):1293-1296.

（案例提供:深圳市第三人民医院,张倩倩）

（点评专家:深圳市第三人民医院,陆普选）

01章案例05

案例5 ● ● ●

男性，55岁，咳嗽、咳痰9天，气促2天

◆▶ **病例介绍**

病人，男性，55岁。咳嗽、咳痰9天，气促2天，伴有发热，体温39.8℃。予以莫西沙星抗感染及平喘化痰等对症支持治疗，咳嗽症状无改善。否认禽类接触史。实验室检查：WBC 2.61×10^9/L，NEUT% 70.9%；咽拭子标本检测 RT-PCR H7N9 病毒核酸阳性。

◆▶ **影像学检查**

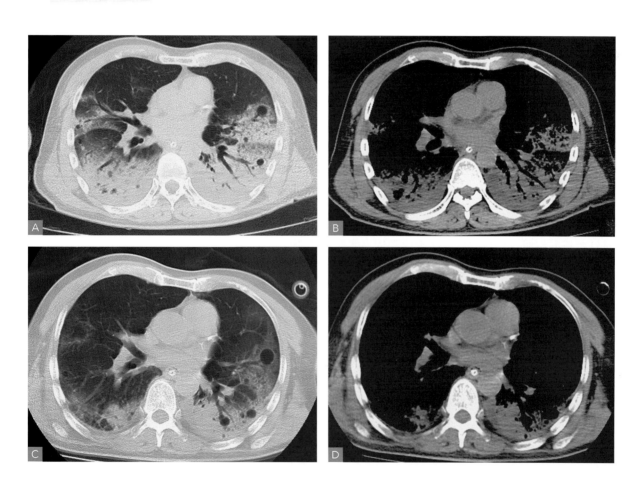

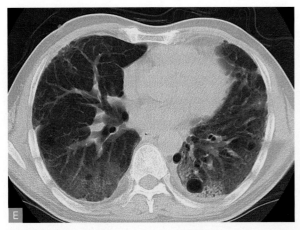
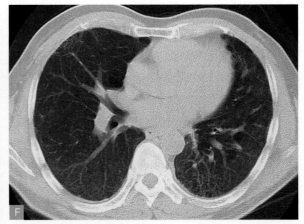

图1-5　胸部CT扫描（人感染H7N9亚型禽流感病毒性肺炎）

A、B. 发病第9天,胸部CT示右肺中叶、左肺上叶舌段及双肺下叶可见大片状实变影及磨玻璃样阴影,边缘模糊,实变影内可见充气支气管影及散在小的肺气囊肿;C、D. 发病后第16天(抗病毒治疗7天后),胸部CT复查示双肺病灶明显吸收变淡;E. 发病后第56天复查(经1.5个月抗病毒治疗后),病灶进一步吸收,肺气囊肿未见改变;F. 7个月后CT随访,病变基本吸收,左肺下叶后基底段肺气囊肿已吸收,肺内残留少量条索影

◆◆ 诊断要点与鉴别诊断

1. 诊断要点　本病例的特点为中年男性病人,发病迅速,肺部相关临床症状明显,血常规检查指标不高,抗炎治疗后效果不佳。胸部CT显示双肺多发散在实变及磨玻璃样阴影,伴有散在肺气囊肿。病人取咽拭子标本检测H7N9病毒核酸阳性。经抗病毒治疗后,肺内病灶基本吸收。

2. 鉴别诊断

(1) 流感病毒性肺炎:发病与流感盛行季节有关,进展较快;影像学表现以局限性、节段性肺泡实变为主,病变可进展为弥漫性改变,可见含气支气管征。人感染H7N9亚型禽流感病毒性肺炎影像表现与之基本相似,鉴别困难,最终确诊需依靠实验室检查。

(2) 腺病毒性肺炎:儿童常见,以肺纹理增多、增粗、模糊为主要X线表现,病变分布广泛,有"四多三少二一致"的特征,即肺纹理、肺气肿、融合病灶及大病灶多,圆形病灶、肺大泡和胸腔积液少。而人感染H7N9亚型禽流感病毒肺炎病灶较广泛,进展也较腺病毒肺炎快。

专家点评

　　人感染H7N9亚型禽流感是由H7N9亚型禽流感病毒引起的一种新型呼吸道传染病。于2013年春在上海、浙江等地首次发现,这是全球首发人感染H7N9亚型禽流感病例。禽流感依据禽流感病毒外膜血凝素H和神经氨酸酶N蛋白抗原性不同,可分为16个H亚型H1~H16和9个N亚型N1~N9。按照其致病性又可分为低致病性和高致病性禽流感,其中H7亚型具有高致病性。H7N9亚型禽流感病情进展迅速,常快速进展为急性呼吸窘迫综合征、脓毒症、感染性休克,甚至多器官功能障碍。但本病例无明显流行病学史,以咳嗽、咳痰和发热等为首发症状,CT表现为双肺广泛的实变和磨玻璃样阴影,以两下肺叶为主,病灶进展快、吸收慢。H5N1、H5N6亚型禽流感影像学鉴别诊断有一定困难,临床确诊有赖于病原学检查。

参 考 文 献

［1］黄湘荣,曾政,陆普选,等.12 例人感染 H7N9 禽流感病毒性肺炎的临床影像学分析.中国 CT 和 MRI 杂志,2014,12
 （2）:8-11.

［2］陆普选,曾政,郑斐群,等.人感染 H7N9 禽流感病毒性重症肺炎的影像学表现及动态变化特点.放射学实践,2014,
 29（7）:740-744.

［3］WANG Q,ZHANG Z,SHI Y,et al. Emerging H7N9 influenza A（novel reassortant avian-origin）pneumonia:radiologic
 findings. Radiology,2013,268（3）:882-889.

［4］GAO H N,LU H Z,CAO B,et al. Clinical findings in 111 cases of influenza A（H7N9）virus infection. N Engl J Med,
 2013,368（24）:2277-2285.

（案例提供:深圳市第三人民医院,黄华）

（点评专家:深圳市第三人民医院,陆普选）

01章案例06

案例6 ● ● ●

男性，57岁，咽痛，咳嗽、咳痰7天，发热5天，气促1天

◆▶ 病例介绍

病人，男性，57岁。以"咽痛，咳嗽，咳痰7天，发热5天，气促1天"为主诉拟"右侧肺炎"收入院。既往有脂肪肝、慢性咳嗽、咳痰病史。家中长期饲养鸡、鸭，2周前家中鸡、鸭不明原因死亡。实验室检查：血常规检查为WBC $2.0×10^9$/L，NEUT% 68.2%，HGB 135g/L，PLT $114×10^9$/L，CRP 126.00mg/L；PCT 0.31ng/ml。血气分析：pH 7.384，PCO_2 37.1mmHg，PO_2 57.7mmHg，SaO_2 89.3（FiO_2 = 29%）。胸部CT提示双肺感染性病变。考虑不明原因肺炎，院内专家组会诊后考虑人感染H7N9亚型禽流感肺炎不能排除，先送检咽拭子人感染H7N9亚型禽流感病毒核酸检测结果阳性，经省级专家会诊后，明确诊断为人感染H7N9亚型禽流感肺炎，即转入隔离病房治疗。对症综合治疗之后连续2次送检咽拭子人感染禽流感病毒核酸检测结果阴性，经省级专家组会诊后考虑病人符合国家卫生计生委《人感染H7N9禽流感诊疗方案》中的出院标准，治愈出院。

◆▶ 影像学检查

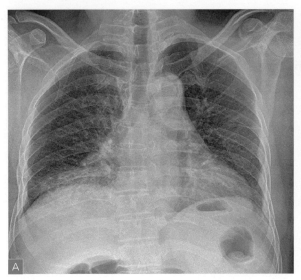

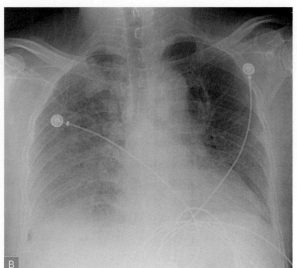

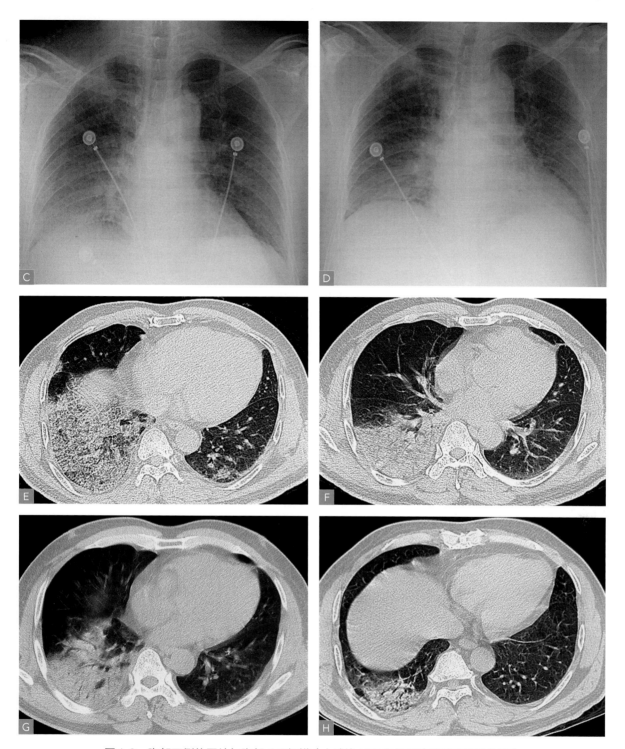

图1-6　胸部正侧位平片与胸部CT扫描（人感染H7N9亚型禽流感病毒性肺炎）

A. 起病第8天，X线胸片示右下肺第4~6前肋增高密度影，边缘模糊；左肺上、中、下肺野可见淡薄斑片影，左肋膈角显示不清；B. 起病第11天，右下肺大片磨玻璃样阴影，右侧膈面及肋膈角显示不清；C. 起病第12天，右下肺病变吸收明显，左中下肺野淡薄磨玻璃样阴影，左膈面稍模糊；D. 起病第14天，右下肺病变部分吸收，右肺门影稍增浓；原左肺中下肺野淡薄密度影范围缩小；E. 起病第16天，胸部CT示右下肺大片实变，边缘模糊；左下肺小斑片状增高密度影，边缘模糊；F. 起病第19天，右下肺实变范围缩小，密度增浓；左下肺斑片影明显吸收；G. 起病第24天，右下肺实变进一步吸收，伴有空气支气管征；H. 出院后1个月，右下肺实变明显吸收，尚可见部分实变，伴有充气支气管征，右侧少量胸腔积液；左下肺少量纤维化，左侧胸膜稍增厚

◆▶ **诊断要点与鉴别诊断**

1. 诊断要点

（1）病人为中老年男性，有密切的禽类接触史，且禽类流感在前，这是诊断人禽流感的重要线索和依据。

（2）临床上为急性起病，有咽痛、咳嗽、发热、气促等症状，类似流感，短期内病情发展迅速，出现急性呼吸窘迫综合征。

（3）实验室检查：白细胞总数降低，尤其是淋巴细胞绝对数减少，为病毒感染后外周血常规改变。送检咽拭子人感染 H7N9 亚型禽流感病毒核酸检测结果阳性，可确立诊断。

（4）胸部影像学表现变化快，进展迅速，持续时间较长。X 线胸片显示病变为双肺多个肺叶、肺段。胸部 CT 显示双肺以肺泡渗出、肺实变为主，呈磨玻璃样阴影或实性高密度影。

2. 鉴别诊断 本病需与人感染高致病性 H5N1 亚型禽流感、季节性流感（含甲型 H1N1 流感）、传染性非典型肺炎、新型冠状病毒肺炎、腺病毒肺炎、衣原体肺炎等疾病进行鉴别诊断。

上述几种病毒性肺炎胸部影像学表现较为相似，外周血象变化基本相似，但人禽流感肺炎病变范围更广泛，早期临床及影像具有变化快的特征，且病变吸收慢，确诊主要依赖病原学检查。

专家点评 ● ● ● ●

H7N9 高致病性禽流感，简称人禽流感，是由 H7N9 亚型禽流感病毒引起的急性呼吸道传染病，《中华人民共和国传染病防治法》已将其列入乙类传染病。传播途径主要为呼吸道传播或密切接触感染禽类的分泌物或排泄物而获得感染。季节性、区域性分布明显，易感染群为中老年男性。潜伏期一般为 7 天左右，病人病情可轻重不一，轻者类似普通感冒，重者可引起急性呼吸窘迫综合征、败血症、休克、多器官功能衰竭等并发症而致死亡。

本例具有较为典型的禽流感肺炎的临床表现、实验室检查及影像学表现。流行病学上有禽类接触史，病原学检查人感染 H7N9 亚型禽流感病毒核酸检测结果阳性确立诊断。临床上早期病变发展迅速、变化快，晚期肺实变吸收慢，具有一定特征性。X 线显示病变累及多个肺叶和肺段，呈磨玻璃状阴影及肺实变，伴有少量胸腔积液。经过抗病毒等多项治疗后康复出院。

参 考 文 献

［1］李宏军.实用传染病影像学.北京：人民卫生出版社，2014.

［2］BAO C J，CUI L B，ZHOU M H，et al. Live-anima markets and influenza A（H7N9）virus infection. N Engl J Med，2013，368（24）：2337-2339.

［3］CHEN Y，LIANG W，YANG S，et al. Human infections with the emerging avian influenza A H7N9 virus from wet market poultry：clinical analysis and characterisation of viral genome. Lancet，2013，381（9881）：1916-1925.

［4］LU S，ZHENG Y，LI T，et al. Clinical Findings for early Human Cases of influenza A（H7N9）Virus infection，Shanghai，China. Emerg infect Dis，2013，19（7）：1142-1146.

［5］钱海峰,李盛利,王青乐.人感染 H7N9 禽流感性肺炎的影像学表现.医学研究杂志,2015,44(3):134-136.

［6］闫铁成,肖丹,王波,等.中国大陆 130 例人感染 H7N9 禽流感病例流行病学特征分析.中华疾病控制杂志,2013,17
(8):651-654.

(案例提供:福建省立金山医院,张惠娟)

(点评专家:福建省立金山医院,张惠娟)

01章案例07

案例7 ● ● ●

女性，35 岁，发热 6 天，咳嗽伴呼吸困难 1 天，加重半天

◆▶ **病例介绍**

病人，女性，35 岁。发热 6 天，咳嗽伴呼吸困难 1 天，加重半天。发病前 1 周有活鸡接触史，经当地诊所抗炎治疗无好转。入院时查体：T 38℃，BP 110/60mmHg，P 90 次/分。实验室检查：WBC 5.55 ×10^9/L，NEUT% 80.24% ；ALT 68U/L，AST 163U/L，CK 4250U/L，CKMB 41ng/ml。咽拭子 H7N9 亚型禽流感病毒核酸阳性，发病第 6 天痰培养发现多重耐药鲍曼不动杆菌。经抗病毒、抗细菌、抗真菌及糖皮质激素和对症治疗，曾一度好转，但后期血压下降，心率缓慢，出现急性呼吸窘迫综合征、呼吸衰竭和多器官功能衰竭，发病第 25 天抢救无效死亡。

◆▶ **影像学检查**

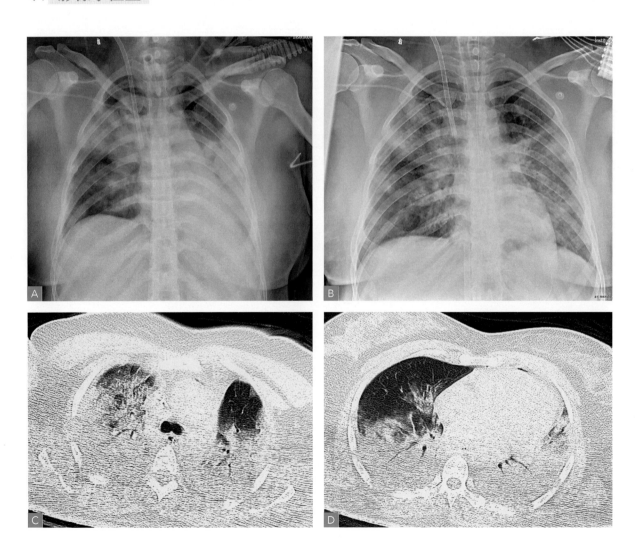

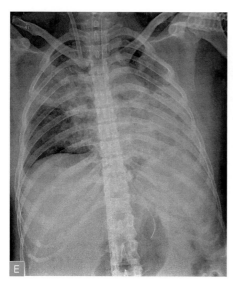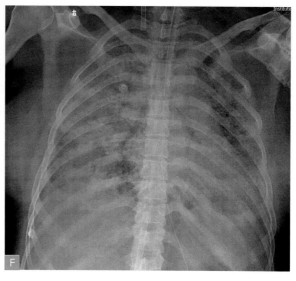

图1-7 胸部正位片与CT扫描（人感染H7N9亚型禽流感病毒性肺炎）

A. 入院后第1天，X线胸片示双肺多个肺叶渗出与实变；B. 入院后第2天复查，经积极治疗后渗出与实变密度减低；C、D. 入院后第4天，胸部CT示双上肺弥漫渗出与实变，双下肺实变内可见充气支气管征；E. 入院后第8天复查，病变进展，渗出进展到满肺；F. 入院后第19天（死亡前1天）复查，双肺呈"白肺"样改变

◆▶ 诊断要点与鉴别诊断

1. 诊断要点 本病例的特点为中年女性病人，发热、咳嗽伴有明显呼吸困难临床症状，1周前有活鸡接触史。CT上表现为双肺野弥漫渗出及实变，内可见空气支气管征，该表现符合重症流感病毒性肺炎，合并急性呼吸窘迫综合征。流感病毒类型鉴别困难，最终确诊依靠流行病学和病原学诊断，该例H7N9核酸阳性。

2. 鉴别诊断

（1）细菌性肺炎：为实变，限于肺叶范围，抗炎治疗有效。H7N9亚型禽流感肺炎主体影像为磨玻璃密度影，病变分布一般不受肺叶解剖的限制。研究表明，小叶中心结节在细菌性肺炎比非细菌性肺炎少见，可作为本病鉴别诊断的参考。

（2）支原体肺炎：病变早期仅表现为肺纹理增强紊乱，边缘模糊，进展期表现密度较淡，如云絮状、磨玻璃状等，有时表现实变内见空气支气管征，常分布于中、下肺野，呈斑片状或片状影，可单发或多发。

（3）肺水肿：以双肺门周围为著，呈融合性磨玻璃样阴影，可见中等量以上胸腔积液及心影增大，临床上有心力衰竭及肾功能异常等。

专家点评

　　人感染 H7N9 亚型禽流感肺炎的主要临床表现为发热伴咳嗽、咳痰,体温 39℃以上,重症进展迅速,出现呼吸困难,多在 3~6 天出现重症肺炎。H7N9 亚型禽流感肺炎的影像表现主要为片状磨玻璃样阴影,合并范围不等的实变。病变呈多发或单发,分布在双侧肺或主要位于一侧肺。肺部炎症影像出现早,可在发病 2 天以内;病变发展快,在 1 周内迅速加重。经及时治疗后病变在 5~7 天后可逐渐减少,2 周内大部分吸收。重症病人可持续加重,并发生急性呼吸窘迫综合征,使病程延长,且有较高的死亡率。1 个月后肺间质病变影像表现较突出,可见多发条索影及网状影。

　　多数病人在初次影像检查时即表现为重症肺炎,或在发病后短期(较快者在 3~6 天)内进展为重症肺炎。重症肺炎的片状影像累及多个肺叶,在 X 线胸片上一般超过 3 个肺野。病变范围扩展迅速,1~2 天内可增加 50% 以上。肺内实变所占比例明显增大,或者病变总体密度增高,表明肺泡病变严重。胸腔积液在重症病人较多见,对重症肺炎具有提示作用,多为双侧胸腔的少量液体。

(案例提供:东南大学附属中大医院,徐秋贞)

(点评专家:东南大学附属中大医院,徐秋贞)

案例8 ••••

男性，7个月，发热3天，口腔、手、足皮疹2天

◆▶ **病例介绍**

患儿，男性，7个月。发热3天，口腔、手、足皮疹2天。患儿3天前无明显诱因下发热，体温38.5～40.1℃，2天前发现口腔、手心、足心散在疱疹及红色小丘疹，并出现惊厥。实验室检查：细菌培养阴性，咽拭纸/脑脊液核酸检测EV71阳性。

◆▶ **影像学检查**

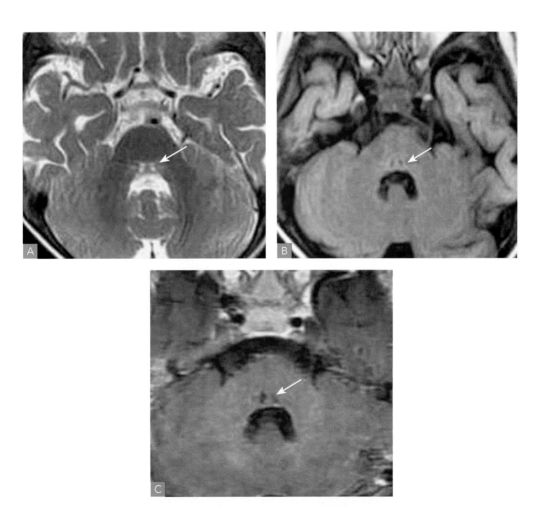

图1-8　头颅MRI扫描（手足口病脑干脑炎）

A. 头颅MRI T_2WI 示脑干点状高信号影，两侧对称，周围可见小斑片状高信号；B. T_2WI FLAIR 示脑桥后部环状高信号影，内部点状低信号影，两侧对称呈"熊猫眼"征；C. 增强扫描示脑桥后部点状低信号无明显强化

◆▶ **诊断要点与鉴别诊断**

1. 诊断要点　本病例手足口病临床表现典型,发热,口腔、手、足皮疹,咽拭纸/脑脊液核酸检测 EV71 阳性。该病例影像学表现典型,病灶位于脑干背侧,呈两侧对称的小类圆形长 T_1、长 T_2 异常信号,边缘模糊,其周围尚可见小斑片状长 T_2 信号;提示病变为炎性灶。FLAIR 表现为环形高信号,呈"熊猫眼"样改变,较具特征性;增强无明显强化。

2. 鉴别诊断

(1) 细菌性脑膜/脑炎:临床表现极少有手、足皮疹;早期呈不均匀短 T_1 长 T_2 信号,脑膜有强化,脑炎可逐渐形成脑脓肿。

(2) 脱髓鞘病变:临床多无发热、感染等表现,一般病程长。病灶部位多在双侧脑室周围白质区。

(3) 脊髓灰质炎:与手足口病脑干脑炎的 MRI 表现较为相似,但多无手足口病典型的皮疹,且目前脊髓灰质炎病毒在全球已基本消灭。

专家点评 ● ● ●

手足口病相关脑脊髓炎,多见于学龄前儿童。主要症状为手、足、口腔、臀等部位的斑丘疹、疱疹、疱疹性咽峡炎、发热等;EV71 型感染易致中枢神经系统并发症,如脑干脑炎、脑膜炎、脑炎、脊髓炎等,其中脑干脑炎及神经源性肺水肿、循环障碍为主要死亡原因。

由于炎症、水肿及脱髓鞘病变,CT 上多表现为散在斑片状低密度或更广泛大片状低密度。MRI 则比 CT 更敏感,显示病变更具特征性。MRI 脑干背侧呈对称小类圆形长 T_1 长 T_2 信号,边缘模糊,其周围尚可见小斑片状长 T_2 信号,提示病变为炎性灶。FLAIR 环形高信号呈"熊猫眼"样改变,诊断较具特征性。

参 考 文 献

[1] 李蕾,苗重昌,杨婷婷.小儿手足口病并脑炎的 MRI 诊断.医学影像学杂志,2010,20(5):638-640.

[2] 席艳丽,唐文伟,张新荣.对比分析小儿手足口病脑炎与病毒性脑干脑炎 MRI 表现.中国医学影像技术,2011,27(11):2180-2184.

(案例提供:杭州市儿童医院,潘海鹏)

(点评专家:杭州市儿童医院,劳群)

案例9 ● ● ●

女性，1岁，发热4天，口腔、手及足部散在疱疹2天，嗜睡1天

◆▶ 病例介绍

患儿，女性，1岁。发热4天(体温38~40℃)，口腔、手及足部散在疱疹2天，嗜睡1天。精神萎靡，并出现惊厥1次。伴有眼球运动障碍、心动加快，肢体无力、伴肌力和腱反射减弱。实验室检查:血清及脑脊液核酸抗体EV71阳性。脑脊液常规:潘氏试验弱阳性，有核细胞235×10⁶/L。脑脊液生化:脑脊液氯离子129U/L，脑脊液肌酸激酶9U/L，脑脊液葡萄糖4.1mmol/L，脑脊液乳酸脱氢酶41U/L。

◆▶ 影像学检查

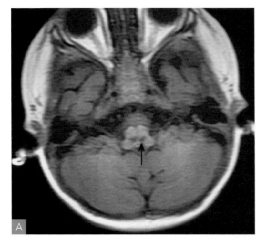

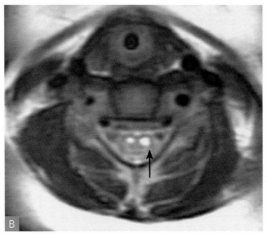

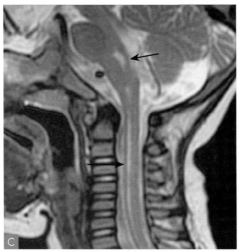

图1-9　头颅MRI扫描（手足口病并发脑干脑炎、脊髓炎）

A. 头颅MRI T₁WI示延髓背面对称性小片状低信号影，边界清晰(箭头)；B. MRI T₂WI示颈髓前脚对称性小片状高信号影，边界清晰(箭头)；C. MRI T₂WI矢状位示延髓背面片状高信号影，颈髓腹侧长条状高信号影，边界清晰(箭头)

◆》 **诊断要点与鉴别诊断**

1. 诊断要点 本病例结合临床表现、实验室检查、以及影像学检查不难做出诊断。EV71 引起的脑干脑炎,病变多见于延髓、脑桥背侧,病变向下可累及颈髓。急性期病变等 T_1 长 T_2 信号,无明显的占位效应,若病变进一步发展,表现为长 T_1 长 T_2 信号,FLAIR 及 DWI 呈高信号,边缘模糊不清或清晰。

2. 鉴别诊断

(1) 细菌性脑膜/脑炎:临床多有菌血症表现,极少有手足皮疹;早期在 T_1WI 及 T_2WI 上均为不均匀高信号,脑膜有强化,脑炎可逐渐形成脑脓肿。

(2) 脱髓鞘病变:临床多无发热、感染等表现,影像表现多两侧对称。

(3) 脊髓灰质炎:本病和手足口病的发病季节相似,且均好发于学龄前儿童,病变都可累及脑干和脊髓,MRI 表现也较为相似,但手足口病典型者合并手足处皮疹及口腔炎,有别于脊髓灰质炎。

专家点评 ●●●●

　　手足口病并发脑脊髓炎 CT 上多表现为散在斑片状或广泛的大片状低密度。MRI 能够更清楚地显示病变的特征。由于炎症、水肿及脱髓鞘病变,T_2WI 表现为散在片状高信号,白质内有"指套"状大片高信号。如治疗及时,3~6 个月病变可完全吸收。如病情进一步发展,灰质出现水肿,在 T_2WI 上呈脑回状高信号。病情较重者,常伴有脑出血,可演变成脑软化及胶质增生等。

　　手足口病并发脑炎时,在急性期病毒致神经细胞变性坏死、钠钾泵功能失调、形成细胞毒性水肿,DWI 上受累区域呈高信号可能主要与此有关;随着病程进展,水分子扩散速率增加,细胞毒性水肿演变成血管源性水肿,导致 DWI 信号逐渐减低,T_2WI 信号逐渐增高。因此,DWI 能够显著提高早期病变的检出率,对儿童手足口病并发脑炎的早期检出具有优越性。

(案例提供:杭州市儿童医院,李焕国)

(点评专家:杭州市儿童医院,劳群)

案例 10 ● ● ● ●

男性，9 个月，口腔疱疹 3 天，昏迷、左手心皮疹 1 天

◆▶ **病例介绍**

患儿，男性，9 个月。口腔疱疹 3 天，昏迷、左手心皮疹 1 天。入院后查体：体温 38.5℃，双肺痰鸣音。实验室检查：WBC $38×10^9$/L，PCT 5ng/ml；EV71 型-IgM 阳性，柯萨奇病毒 A16 型-IgM 阴性。脑脊液常规：无色透明，潘氏试验弱阳性，有核细胞数 $8×10^6$/L，红细胞数 $10×10^6$/L。脑脊液生化：葡萄糖 6.98mmol/L，钾离子 2.87mmol/L，钠离子 152mmol/L，氯离子 131mmol/L。患儿入院 3 天后死亡。

◆▶ **影像学检查**

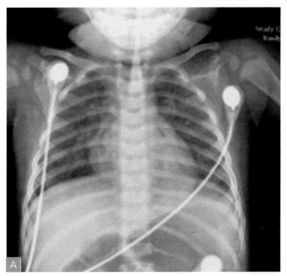

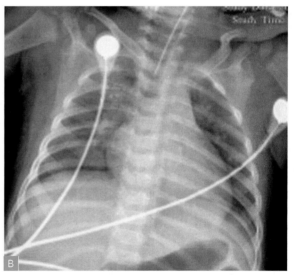

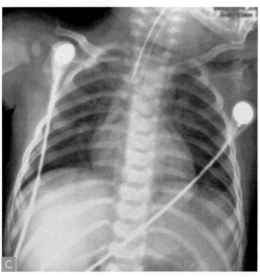

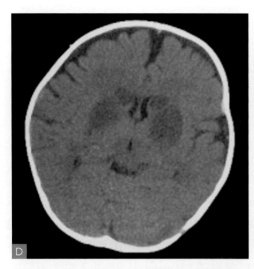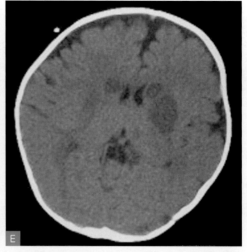

图1-10　床边胸片与头颅CT扫描（手足口病并发肺水肿、脑炎）

A. 入院后床边胸片示双肺上叶纹理增多紊乱；B. 16小时后复查，两中上肺内带出现斑片状阴影；C. 27小时后渗出灶基本吸收；D、E. 头颅CT示两上侧尾状核、豆状核低密度灶，密度尚均匀，CT值约为14HU

◆◆　**诊断要点与鉴别诊断**

1. 诊断要点　流行季节发病，婴幼儿，发热伴手、足、口、臀部皮疹，昏迷，中度发热；肠道病毒（CoxA16、EV71等）特异性核酸检测阳性。早期肺部X线表现为肺纹理增多、模糊，继而两侧中上肺内带出现斑片状阴影，无明显胸腔积液，影像变化快，吸收快。CT扫描显示两侧尾状核、豆状核低密度灶，双侧基底节病灶基本对称。

2. 鉴别诊断

（1）细菌性脑膜/脑炎：临床多有菌血症表现，极少有手、足皮疹；早期在MRI T_1WI 及 T_2WI 上均为不均匀高信号，脑膜有强化，脑炎可逐渐形成脑脓肿。

（2）脱髓鞘病变：临床多无发热、感染等表现，影像表现多为两侧对称。

（3）病毒性脑炎：单发或多发，皮质及白质均可受累，以双侧颞、额、顶叶受累最为多见。MRI表现为大片状、小片状或团块状的长 T_1 长 T_2 信号，多有强化。重症病例可见弥漫性脑组织肿胀。

专家点评 ● ● ● ●

　　重症手足口病可并发肺水肿或脑脊髓炎，有些临床表现并非典型，可先昏迷，手足皮疹出现较晚，该案例就如此，临床表现先昏迷后皮疹，因此，临床查体尤其要细致，而且早期咽拭纸/脑脊液核酸抗体可阴性或弱阳性，应警觉，不要轻易排除手足口病。

　　肺水肿表现两侧肺门"蝶翼"状斑片影，进展快，激素治疗后恢复也快，该案例肺部斑片影就是如此表现，变化快，激素治疗后吸收也快，一般的感染不可能如此快速吸收。

　　手足口病并发脑炎，影像学上多表现为病变位于延髓、脑桥、中脑，累及基底核团和小脑齿状核等灰质核团，该案例就表现在双侧基底节，CT呈对称性低密度影。MRI可表现为大片状、小片状或团块状的长 T_1 长 T_2 信号，多有强化，该患儿因病情重，尚未进行MRI检查已死亡。

参 考 文 献

[1] 马波,陈瑞刚,窦社伟,等.儿童手足口病的胸部影像表现.中华放射学杂志,2010,44(9):943-945.

[2] BUERKE B,WITTKAMP G,DZIEWAS R,et al. Perfusion-weighted map and perfused blood volume in comparison with CT angiography source imaging in acute ischemic stroke different sides of the same coin. Acad RadioI,2011,18(3):347-352.

（案例提供:杭州市儿童医院,潘孝根）

（点评专家:杭州市儿童医院,劳群）

01章案例11

案例 11 • • •

女性，1岁1个月，发热1周，皮疹4天，声嘶3天

◆▶ **病例介绍**

患儿，女性，1岁1个月。发热1周，皮疹4天，声嘶3天。查体：全身可见散在新旧交替红色斑丘疹，双侧颈部可触及淋巴结肿大，约1.5cm×3.0cm大小，质中，活动可，无触痛，无粘连；面色欠红润；左眼眼结膜可见分泌物，口唇轻度皲裂，呼吸费力，可见轻度吸气性三凹征，无鼻翼扇动，咽充血，未见疱疹，双侧扁桃体Ⅱ度肿大，咽后壁见黏涕，双肺呼吸音粗，可闻及明显吸气性喉鸣音，未闻及明显湿啰音。实验室检查：血常规检查为 WBC $10.87×10^9$/L，NEUT% 0.4%，LY% 16.1%，HGB 123g/L，PLT $138×10^9$/L；CRP 39mg/L；麻疹病毒 IgM 抗体阳性；革兰阳性球菌阳性（+++）。痰培养：金黄色葡萄球菌阳性（+++）；本菌为 MRSA；药物敏感试验提示万古霉素敏感。咽喉部分泌物培养：金黄色葡萄球菌阳性（++）；本菌为 MRSA；药物敏感试验提示万古霉素敏感。

◆▶ **影像学检查**

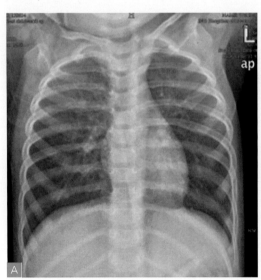

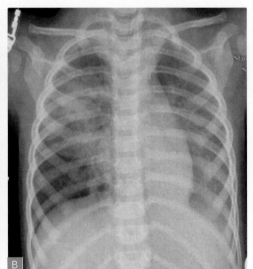

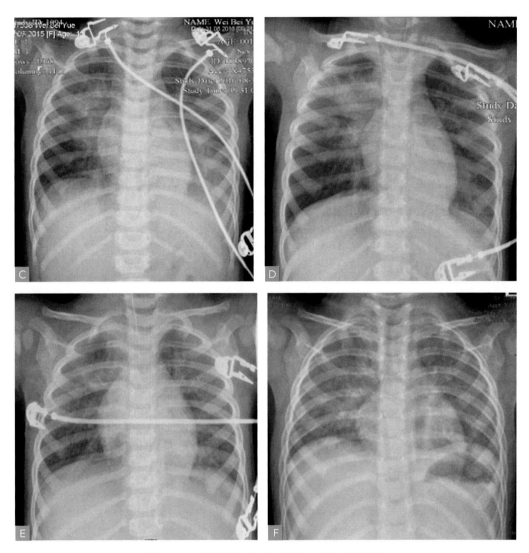

图 1-11　床边胸部正位片（重症麻疹并发肺炎）

A. 入院时床边胸部正位片示双肺纹理增多、增粗；B. 病变进展，自肺门向外伸展的密度增高影，边界模糊，右肺中上野较重（大量痰液吸入）；C. 患儿经吸痰后右肺中上野密度影立即减淡；D ~ F. 右肺中上野病灶经过治疗逐渐吸收至基本好转

◆▶ **诊断要点与鉴别诊断**

1. 诊断要点　麻疹并发肺炎多是在呼吸道黏膜广泛性损伤的基础上继发的细菌感染，因此既有间质性炎症，又有细菌性炎症浸润，形成混合性感染。该患儿 X 线胸片显示双肺纹理增多、增粗、模糊，右肺中上野片状密度增高影。患儿年幼，炎症渗出物不易通过未发育完善的肺泡间孔扩散，形成多灶性、节段性改变，炎症局限于右肺中上野，结合临床生化麻疹病毒 IgM 抗体阳性及痰培养革兰阳性球菌阳性（+++）；痰培养：金黄色葡萄球菌阳性（+++），符合麻疹并发肺炎的影像学表现，抗感染治疗有效。

2. 鉴别诊断

（1）肺间质性炎症：单纯的间质性肺炎多表现为磨玻璃样改变或网格状阴影，支气管束影增粗、条索影、微小结节、胸膜下弧线影等。

（2）肺部细菌性炎症：炎症浸润表现多以斑片影、团片影为主，可以范围更大，多个段或叶的斑片

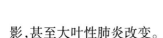

影,甚至大叶性肺炎改变。

（3）急性肺水肿:往往是双侧性,近肺门呈"蝶翼"状斑片影,病灶进展快,临床气急症状重,激素治疗立竿见影,可吸出粉红色泡沫样痰。

专家点评 ● ● ●

重症麻疹合并的肺炎可能是混合型感染,需要依靠临床查体、病史及实验室检查以明确诊断。需注意以下几点。

（1）典型麻疹诊断主要依靠临床皮肤新旧交替红色斑丘疹,实验室血清麻疹病毒IgM抗体阳性诊断。

（2）麻疹影像学表现以病毒感染所致的肺部间质性改变,支气管束影增粗、条索影、微小结节为主,但患儿因免疫力低,可合并细菌感染,表现斑片影。

（3）重症麻疹病人,气管插管拔管后的呼吸道护理尤其重要。该病例拔管后,痰鸣音重,因大量痰液吸入,一度突发右肺中上野大斑片影,立即重新气管插管,经吸痰后右肺中上野斑片影立刻变淡变小。在单侧病变突然加重时,需要考虑到痰液误吸的可能。此时需与急性肺出血、肺水肿鉴别。肺出血气管内可吸出血性痰,肺水肿往往是双侧性,近肺门呈"蝶翼"状斑片影,激素治疗立竿见影。

（案例提供:杭州市儿童医院,翁婷）

（点评专家:杭州市儿童医院,劳群）

01章案例12

案例12 • • •

女性，33岁，反应迟钝，记忆力下降，头痛1个月余

◆▶ 病例介绍

病人,女性,33岁。反应迟钝,记忆力下降,近事遗忘,睡眠差,头痛1个月余。确诊为HIV感染1周。CD4细胞110个/μl。

◆▶ 影像学检查

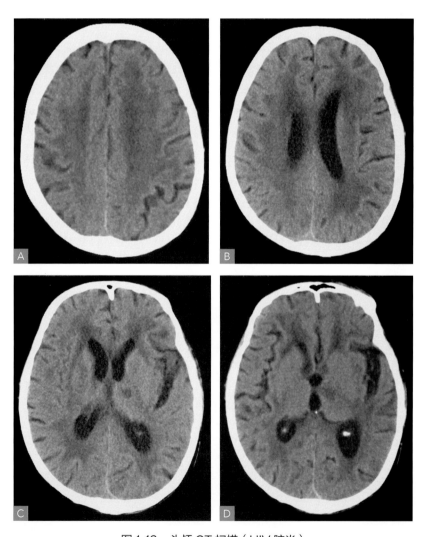

图1-12 头颅CT扫描（HIV脑炎）

A～D. 头颅CT示双侧大脑半球白质呈对称性大片状低密度,未见占位效应;左侧丘脑见一低密度灶,边界模糊;脑萎缩

1. 诊断要点　本病例的特点为年轻艾滋病(获得性免疫缺陷综合征,AIDS)病人,出现睡眠差、反应迟钝、记忆力下降、近事遗忘等认知功能障碍。CT上表现为双侧大脑半球白质呈对称性大片状低密度灶,双侧额顶叶部分病灶位于皮髓质交界区甚至延伸至皮质下,左侧丘脑也可见片状低密度灶,均未见占位效应,增强未见强化。综合病人临床及影像特点,可以做出HIV脑炎诊断。

2. 鉴别诊断

(1)巨细胞病毒性脑炎:HIV病人常见的病毒感染,临床上也可出现记忆力下降、嗜睡、反应迟钝等进行性痴呆等症状。影像表现缺乏特异性,也可出现脑白质片状低密度灶,且无明显占位效应,但增强扫描常有室管膜下及脑室旁线状强化,可作为鉴别点。

(2)脑梗死:常为中老年高血压病人,临床常有局灶性神经体征。脑梗死CT检查可表现为片状低密度灶,增强无强化,但病变部位与血管分布一致。大面积脑梗死以单侧多见,常有血管异常。

专家点评 ● ● ● ●

　　HIV脑炎,又称艾滋病脑病等,是艾滋病病人中枢神经系统损害最常见的并发症之一,是HIV直接侵害大脑所致。多核巨细胞脑炎及结节性脑炎是其主要病理类型,镜下表现为广泛分布的小胶质结节浸润。早期临床症状轻微,随病情进展可出现神经功能障碍。典型影像表现为脑白质及深部灰质损害及局部或全脑萎缩。

　　HIV脑炎早期常无明显异常,随病程进展可出现不同程度的脑萎缩,以额叶、颞叶局部萎缩常见。应用fMRI可对艾滋病病人中枢神经系统损伤进行早期评估。晚期,CT典型表现为双侧脑白质对称或基本对称的片状低密度灶,边界清晰,一般无占位效应,增强病灶无强化。病变好发于半卵圆中心,额叶、顶叶脑白质区,也可累及颞叶、枕叶白质区,较大病灶可位于皮髓质交界区,甚至累及脑皮质。MRI常表现为T_1WI皮质下白质低信号,T_2WI脑皮质下白质高信号并脑萎缩。

(案例提供:武汉大学中南医院,李航)

(点评专家:武汉大学中南医院,鲁植艳)

01章案例13

案例 13 • • • •

男性，28 岁，言语不利半月余

◆▶ **病例介绍**

病人，男性，28 岁。言语不利半月余，伴有头痛，发现 HIV 抗体阳性 1 周。神经系统病理征阴性。既往有不洁性生活史。CD4 细胞 23 个/μl。实验室检查除外真菌、细菌感染。

◆▶ **影像学检查**

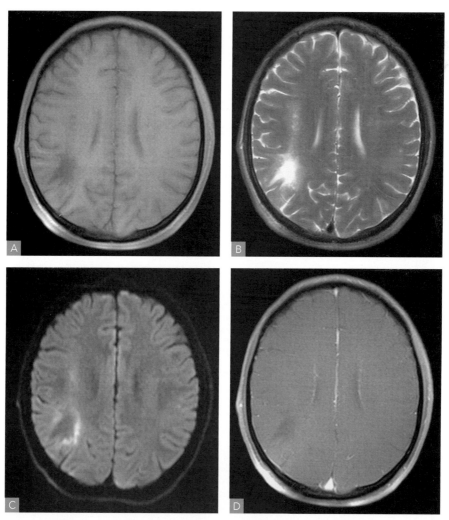

图 1-13　头颅 MRI 扫描（艾滋病并发进行性多灶性白质脑病）

A、B. 头颅 MRI 示双侧大脑实质内多发不对称点片状长 T_1 长 T_2 信号，皮质下多见，以右侧为著；C. DWI 序列上述病灶呈高信号；D. 增强扫描病灶未见强化

◆▶ **诊断要点与鉴别诊断**

1. 诊断要点　本病例的特点为青年艾滋病病人,出现言语不利、头痛等症状。MRI 表现为双侧大脑实质内多发不对称点片状长 T_1 长 T_2 信号,皮质下多见,DWI 序列上述病灶呈高信号,增强扫描病灶未见强化。结合病人临床、实验室检查及影像特点,可以做出艾滋病并发进行性多灶性白质脑病诊断。

2. 鉴别诊断

(1) HIV 脑炎:多累及白质中央部,病灶无强化。进行性多灶性白质脑病(progressive multifocal leukoencephalopathy,PML)最先累及皮质下,逐渐向深部脑白质扩展,最后融合成大片,T_1WI 较大病灶为低信号,较小者为等信号,T_2WI 为均匀高信号,病灶强化少见,或仅有病灶周边的轻度强化。

(2) 多发性硬化(MS):病因不明,病程为反复恶化与缓解,且进行性加重。MS 脑内病灶多位于侧脑室周围,半卵圆中心、脑干及小脑等部位。典型 MS 病灶与侧脑室壁常呈垂直排列,病灶多呈斑片状低密度或在 T_1WI 为低或稍低信号,T_2WI 多为高信号。病灶常为新旧不一,急性脱髓鞘病灶可见斑点状或斑片状强化。PML 斑块以皮质下为主,强化少见,二者鉴别不难。

专家点评 ● ● ●

进行性多灶性白质脑病(PML)是由 JC 病毒引起的中枢神经系统脱髓鞘性病变。随着艾滋病发病率逐年增多,PML 在艾滋病病人中日益增多。

PML 的影像表现为皮质下多发不对称脱髓鞘病变,多无占位效应,但有逐步增大融合趋势。病灶强化少见,或仅有病灶周边的轻度强化。位于皮质下病灶常位于灰白质交界处,由于侵犯皮质下 U 形纤维而呈扇形改变。晚期可表现为脑萎缩。DWI 序列扩散受限呈高信号。PML 可表现为单一病灶,也可仅表现小脑病变。

(案例提供:首都医科大学附属北京佑安医院,任美吉)

(点评专家:首都医科大学附属北京佑安医院,李宏军)

01章案例14

案例 14 • • • •

男性，44 岁，头痛、发热 3 天

◆▶ **病例介绍**

　　病人，男性，44 岁。3 天前病人无明显诱因出现头痛伴发热。1 周前，因咳嗽、发热外院诊断为双肺感染，并确诊为 HIV 感染，CD4 细胞 115 个/μl，未开始 ART。实验室检查：血常规检查为 WBC 3.41 ×10⁹/L，RBC 3.49×10¹²/L，HGB 111.2g/L，PLT 146g/L，NEUT% 56.3%，LY% 16%，MONO% 19.6%，EOS% 7.2%。脑脊液常规：糖定性阳性，蛋白定性弱阳性，细胞总数 2 个/μl。脑脊液细菌检查：革兰染色未检出细菌；墨汁染色未检出新型隐球菌；抗酸染色未检出抗酸杆菌；结核分枝杆菌 DNA 阴性；隐球菌抗原阴性；肿瘤标志物测定阴性。

◆▶ **影像学检查**

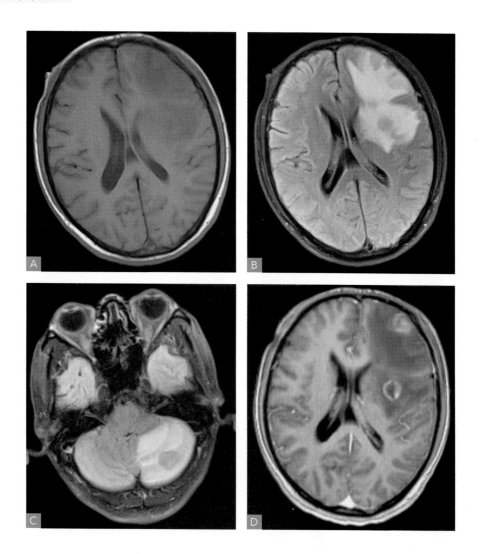

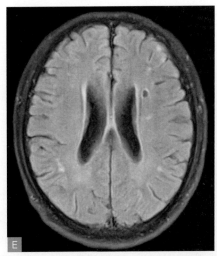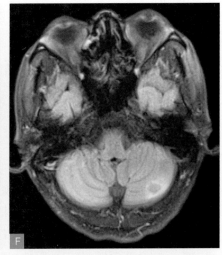

图1-14 头颅CT与MRI扫描（艾滋病合并弓形虫脑炎）

A、B. 头颅MRI平扫示左侧额叶、顶叶及小脑半球内多发结节，FLAIR呈等信号，周围伴有大片水肿，有占位效应；C、D. 增强扫描示病灶结节状、环状明显强化；E、F. 治疗3个月后复查，病灶缩小，周围水肿减轻

◆◆ 诊断要点与鉴别诊断

1. 诊断要点 本病例为年轻男性艾滋病病人，以头痛、发热入院，影像表现为左侧脑实质内多发结节伴周围大片水肿，影像学表现无特异性。结合病人免疫力较差及实验室检查结果应首先考虑颅内机会感染性病变，尚不能明确病原学诊断。该病人行脑组织活检确诊为弓形虫脑炎。

2. 鉴别诊断

（1）结核性脑膜炎：结核性肉芽肿也可呈结节状或环形强化，但病灶多位于脑实质表面。同时可见软脑膜斑点状、结节状强化，可借此鉴别。

（2）脑转移瘤：也表现为脑内多发"小结节大水肿"，病灶呈结节状或环形强化，占位效应明显，仅凭影像表现难以鉴别。但脑转移瘤病人年纪较大，有原发肿瘤病史。

专家点评 ●●●●

弓形虫颅内感染在艾滋病病人中较常见，病人常有脑膜炎、脑炎症状，少数以神经功能损害症状为主。艾滋病合并脑弓形虫感染的病理主要为脑实质局部炎症和周围血管炎、血管周围浸润和星形胶质增生，病变多见于基底节、丘脑和灰白质交界区，也可发生于其他部位，病灶常多发，表现为结节灶伴周围水肿。CT平扫呈低等密度，周围多伴轻度或重度水肿，增强扫描呈结节状、环状强化。MRI较CT敏感，病灶T_1WI呈低等信号，T_2WI呈等或较高信号，DWI序列呈高信号或低信号改变，FLAIR序列呈高信号。增强扫描小于1cm的结节呈均匀性强化，大于1cm的结节多呈环形强化。本病例影像表现较为典型，脑内多发"小结节大水肿"病灶，强化呈结节状及环形，是弓形虫感染亚急性期形成的多发肉芽肿病灶。

（案例提供：武汉大学中南医院，李航）

（点评专家：武汉大学中南医院，鲁植艳）

01章案例15

案例 15 ● ● ●

男性，49 岁，腰痛 43 天，间断发热、咳嗽 2 个月，加重 5 天

◆▶ 病例介绍

病人，男性，49 岁。43 天前无明显诱因感腰痛，坐起明显，平卧好转，侧卧减轻；间断发热、咳嗽 2 个月，加重 5 天。有冶游史。实验室检查：HIV 抗体阳性，CD4 细胞 27 个/μl。脑脊液检查：隐球菌抗原阳性。

◆▶ 影像学检查

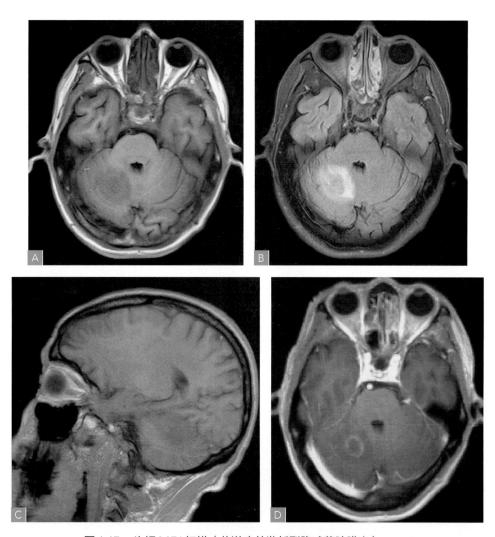

图1-15　头颅 MRI 扫描（艾滋病并发新型隐球菌脑膜炎）

A. 头颅 MRI T_1 FLAIR 示右侧小脑半球结节状长 T_1 信号；B. T_2 FLAIR 示病灶呈结节状长 T_2 信号；C. T_1WI 矢状位示结节状高信号病灶；D. 增强扫描示右侧小脑半球病灶呈不规则环形强化

◆▶ **诊断要点与鉴别诊断**

1. 诊断要点 新型隐球菌脑膜炎的临床表现缺乏特异性,影像检查可显示颅内病变的范围和位置,主要表现为 V-R 间隙扩大、胶样假囊形成、脑膜强化。脑脊液墨汁染色和脑脊液培养检查可作为定性检查。

2. 鉴别诊断

（1）结核性脑膜炎:通常有结核病史,缓慢发病,病人全身中毒症状明显,脑膜刺激征,脑脊液蛋白及细胞数中等度升高（蛋白质含量>100mg/dl）,糖与氯化物降低。影像学表现上,结核性脑膜炎脑积水程度较隐球菌脑膜炎重。确诊需要依靠病原学诊断。

（2）病毒性脑膜炎:通常发病年龄较轻,起病急,脑膜刺激征明显。影像学表现上,病毒性脑膜炎通常以脑实质损伤为主,而隐球菌脑膜炎则以脑膜损伤为主。

专家点评 ● ● ●

　　新型隐球菌主要由呼吸道吸入,在肺部引起轻度炎症,或隐性传染。当机体免疫功能下降时可向全身播散,主要侵犯中枢神经系统。HIV 感染合并新型隐球菌脑膜炎多为亚急性或慢性起病,早期症状无特异性,主要表现为头痛、发热、咳嗽等,因而常被误诊。影像学检测在诊断脑部疾病方面具有其特有优点。多项研究报道了 HIV 感染合并新型隐球菌脑膜炎的影像学表现,认为 V-R 间隙扩大、胶样假囊形成高度提示本病。结合临床表现、流行病学史及实验室检查可明确诊断。

（案例提供:武汉大学中南医院,汪明月）

（点评专家:武汉大学中南医院,鲁植艳）

01章案例16

案例 16 • • • •

男性，28 岁，反应迟钝、左侧肢体无力 10 天

◆▶ **病例介绍**

　　病人，男性，28 岁。病人发现 HIV 抗体阳性 9 月余，曾进行抗病毒治疗。10 天前出现反应迟钝，间断胡言乱语，左侧肢体活动障碍，以远端肢体为著。查体：左侧上、下肢左侧肌力 Ⅲ 级，左下肢肌张力略增高。神经系统病理征阴性。既往有男性接触史。CD4 细胞 20 个/μl。实验室检查排除颅内感染性疾病。

◆▶ **影像学检查**

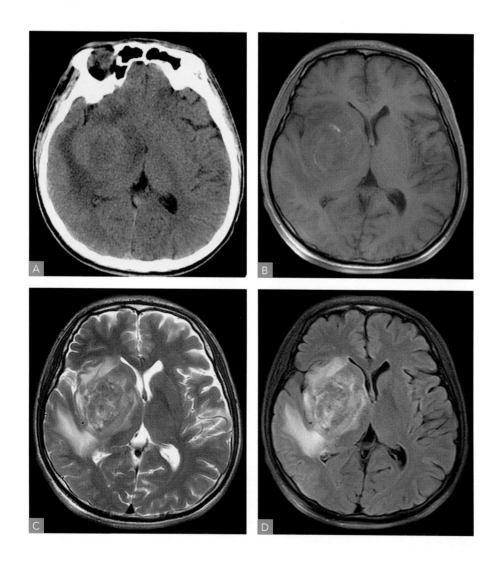

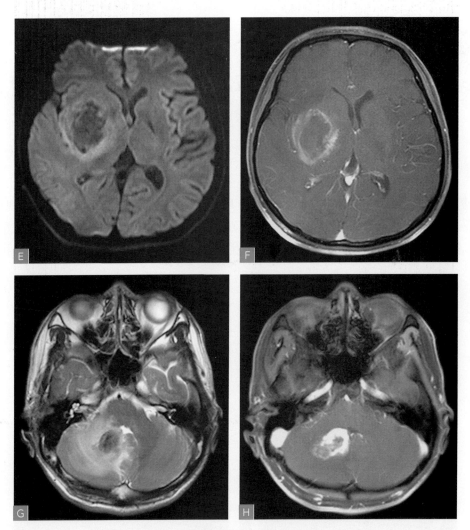

图1-16 头颅CT与MRI扫描（艾滋病相关颅内淋巴瘤）

A. 头颅CT示右侧基底节区混杂密度肿块,边界不清,周围环绕低密度水肿带,右侧侧脑室颞角和枕角受压变形,中线结构向左侧移位;B、C. 头颅MRI示右侧基底节不均匀信号肿块,边界不清,病灶内可见点片状短 T_1 短 T_2 信号,周围可见片状长 T_1 长 T_2 信号;D. T_2 TIRM序列病灶以稍高信号为主;E. DWI示病灶以低信号为主;F. 增强扫描病灶呈环形强化;G、H. 右侧小脑不规则形肿块,中心呈短 T_2 信号,第四脑室受压变形,向左侧移位,增强扫描病灶呈环形明显强化

◆◆ **诊断要点与鉴别诊断**

1. 诊断要点 本病例的特点为青年艾滋病病人,出现反应迟钝、左侧肢体无力等症状。影像学表现为右侧基底节区和小脑多发肿块,密度和信号不均匀,增强扫描呈环形强化。实验室检查已除外颅内感染性疾病。

2. 鉴别诊断

（1）弓形虫脑炎:好发于皮髓交界及基底节区,多发,病灶大小较均匀,增强多呈环形强化灶,当出现"靶"征时高度提示弓形虫脑炎,抗弓形虫药物治疗有效;艾滋病相关颅内淋巴瘤好发于脑室周围的白质、胼胝体、基底节区和丘脑,具有沿中线旁侵犯的特征,多伴有囊变坏死,典型的强化特点为团、片状强化,并常可见肿瘤沿室管膜浸润而致室管膜强化。

（2）转移瘤:多灶性淋巴瘤需要与转移瘤鉴别。转移瘤好发于大脑中动脉供血范围皮髓交界区,水肿和占位效应更明显,并可找到原发灶。

（3）脑膜炎:艾滋病相关颅内淋巴瘤易侵犯脑膜,增强扫描表现为线状强化时易误诊为脑膜炎,但脑膜淋巴瘤多位于侧脑室周围,而脑膜炎多累及颅底,且增强扫描脑膜淋巴瘤强化较明显。

专家点评 ● ● ●

目前我国已进入艾滋病广泛流行阶段,艾滋病相关肿瘤发病率明显增加。艾滋病相关淋巴瘤(acquired immune deficiency syndrome-related lymphoma,ARL)主要发生于较晚期的艾滋病,其外周血 CD4 细胞数常低于 100 个/μl,因此淋巴瘤的发生主要与病人细胞免疫功能缺陷的严重程度和持续时间有关。

与颅内原发性淋巴瘤不同,艾滋病相关颅内淋巴瘤好发于脑室周围的白质、胼胝体、基底节区和丘脑,且具有沿中线旁侵犯的特征,多伴有囊变坏死,CT 平扫为稍低密度,MRI 表现为长 T_1 长或者稍长 T_2 信号,增强扫描多呈不均匀或环状强化,典型的强化特点为团、片状强化,并常可见肿瘤沿室管膜浸润而致室管膜强化。

（案例提供:首都医科大学附属北京佑安医院,李莉）
（点评专家:首都医科大学附属北京佑安医院,李宏军）

案例 17 • • •

男性，37 岁，反复咳嗽、咳痰 1 个月余

◆》 **病例介绍**

　　病人，男性，37 岁。于 1 个月前无明显诱因出现咳嗽，咳白色黏痰，量较多，不易咳出，20 天前因淋雨后出现发热，体温最高达 40℃，在当地医院治疗 4 天后（具体用药不详），体温降至正常，咳嗽、咳痰症状较前好转，10 天前出现胸闷、气促、声嘶、进食困难，进行性加重。HIV 抗体阳性。

◆》 **影像学检查**

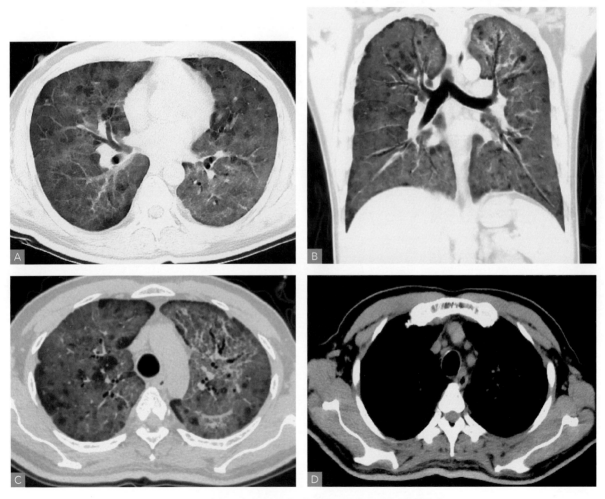

图 1-17　胸部 CT 扫描（艾滋病并发耶氏肺孢子菌肺炎）

A、B. 胸部 CT 示双肺弥漫分布的浅淡斑片状阴影；C. 薄层胸部 CT 示双肺弥漫分布的磨玻璃样阴影；D. 纵隔窗示纵隔及腋窝多发肿大淋巴结

◆ **诊断要点与鉴别诊断**

1. 诊断要点　本病例的特点为免疫缺陷性病人,出现肺部感染,实验室检查排除结核感染。影像学表现多样,胸部 CT 平扫主要表现为双肺多发磨玻璃样阴影,伴或不伴纵隔及腋窝淋巴结肿大。

2. 鉴别诊断

(1)细菌感染:肺炎影像学上主要表现为肺部实变,可分为小病灶性、大病灶性和大叶性 3 种。为明确感染细菌,应定期做气道内分泌物培养,最好做支气管肺灌洗液培养,以防止污染。

(2)肺结核:有较密切的结核病接触史,起病可急可缓,多为低热(午后为著)、盗汗、乏力、食欲缺乏。影像学上从病变的部位、范围、病变性质、病变进展情况可有效鉴别。确诊仍需实验室检查。

专家点评 ● ● ● ●

　　肺孢子菌肺炎是艾滋病病人最常见的肺部并发症,病理为双肺弥漫受侵,肺泡及细支气管内充满坏死虫体和免疫球蛋白的混合物。典型的 X 线表现为弥漫性肺间质浸润,以网状结节为主,由肺门向外扩展。病情可迅速发展为肺泡实变,病变广泛而呈向心性分布,与肺水肿相似。在实变病灶中夹杂有肺气肿和小段肺不张,以肺的外围最明显;罕有气胸或胸腔积液等胸膜病变;亦有以局限性结节阴影、单侧浸润为表现。CT 突出特点是肺内磨玻璃样阴影,分布具有特征性:①肺外周部分清晰多见,呈胸膜下"新月"征;②"地图"样分布;③斑片状分布;④双肺弥漫分布。部分病人还可表现为双肺弥漫多发薄壁肺气囊样改变。影像学分型主要分为 5 型:①磨玻璃样密度型,此型最常见;②肺气囊型,薄壁囊肿,囊壁光滑,周围常伴有磨玻璃样阴影或斑片影;③实变型,双肺多发斑片影;④间质型,双肺小叶间隔增厚,多发弥漫网状或结节状影,常伴淋巴结肿大;⑤混合型,以上两种或两种以上并存。支气管肺泡灌洗(BAL)和经纤维支气管镜肺活检诊断阳性率可达 80% ~ 100%。BAL 可以于解剖检查同期发现肺孢子菌,可用于早期诊断。近年主张以胸腔镜活检取代剖胸活检。

(案例提供:武汉大学中南医院,汪明月)

(点评专家:武汉大学中南医院,鲁植艳)

案例18 ● ● ●

女性，42岁，体检发现右下肺结节

◆▶ **病例介绍**

病人，女性，42岁。体检时行胸部CT检查发现右下肺结节。无明显临床症状。实验室检查：肿瘤标志物阴性，结核蛋白芯片检测阴性。行下肺叶楔形切除术，病理检查：右下肺肿块真菌性肉芽肿，考虑为隐球菌感染。

◆▶ **影像学检查**

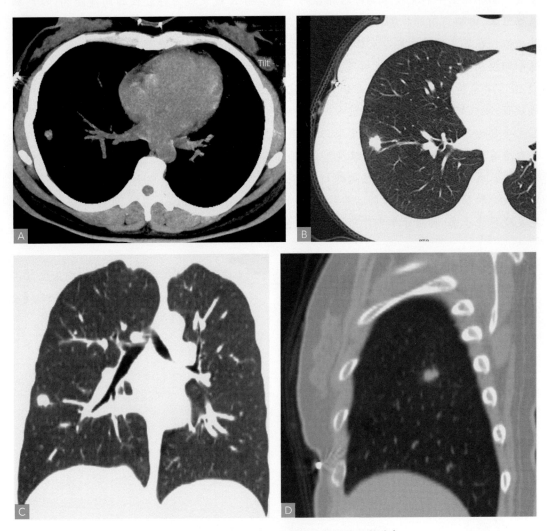

图1-18　胸部CT扫描（艾滋病合并肺隐球菌病）

A. 胸部CT纵隔窗示右下肺见孤立性结节状软组织影，边界清晰；B～D. 肺窗示右下肺孤立性结节，周围可见少许"晕"征，邻近肺野未见明显异常密度影

◆> 诊断要点与鉴别诊断

1. 诊断要点　　新型隐球菌肺炎的影像表现缺乏特异性,形态各异,具有多态、多样、多病灶和大小不一的特点。X 线主要表现为局灶性(片状、节段状)或弥漫性间质性肺部浸润,单发或多发肺结节是最常见的 CT 表现。

2. 鉴别诊断

(1) 肺结核:多见于成年人,病灶多在锁骨上下,呈片状或絮状,边界模糊,病灶可呈干酪样坏死灶,引发较重的毒性症状,如干酪性肺炎,坏死的病灶被纤维包裹后也可以形成结核球。治疗后炎症吸收消散,遗留钙化灶,或呈现纤维硬结病灶或临床痊愈。有空洞者,也可经治疗吸收缩小或闭合,不闭合者也无存活的病菌。确诊需要依靠病原学诊断。

(2) 肺癌:影像学和痰液脱落细胞学的进展,对肺癌的早期诊断提供了有利条件。

专家点评　●　●　●

　　新型隐球菌是一种在世界范围内广泛分布的有荚膜包绕的酵母菌,常存在于鸟粪、鼠粪、土壤、空气、水果、蔬菜中。一般不寄生于人体。在艾滋病病人中新型隐球菌感染经常是广泛播散的。本菌感染后仅引起轻度炎症反应,少数病人出现低热、轻咳,咳黏液痰,偶有胸膜炎症状,在免疫功能重度受损的病人中可以发生急性呼吸窘迫综合征。肺部有局限性或广泛性肉芽肿形成,坏死和空洞少见,钙化和肺门淋巴结肿大极为罕见。X 线表现无特异性,可以是在任何一个肺叶,任何类型的浸润、结节或渗出都可以发生。CT 主要表现为孤立性块影、单发或多发结节、斑片影、部分呈粟粒性结节,注意与肺结核鉴别。

(案例提供:武汉大学中南医院,汪明月)

(点评专家:武汉大学中南医院,鲁植艳)

案例 19 • • •

男性，24 岁，发热、头痛、呕吐半个月

◆▶ 病例介绍

病人，男性，24 岁。阵发性发热，最高体温 39℃，头痛、呕吐半个月。实验室检查：血常规检查为 WBC 9.55×10^9/L，NEUT% 86.5%，LY% 8.2%；HIV 抗体阳性；CD4 细胞 5 个/μl。

◆▶ 影像学检查

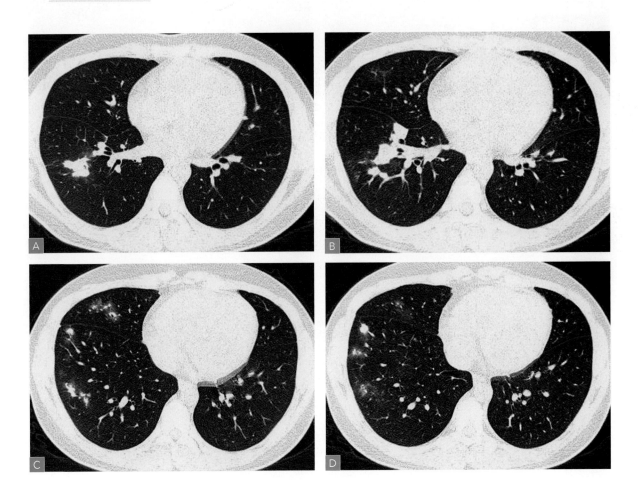

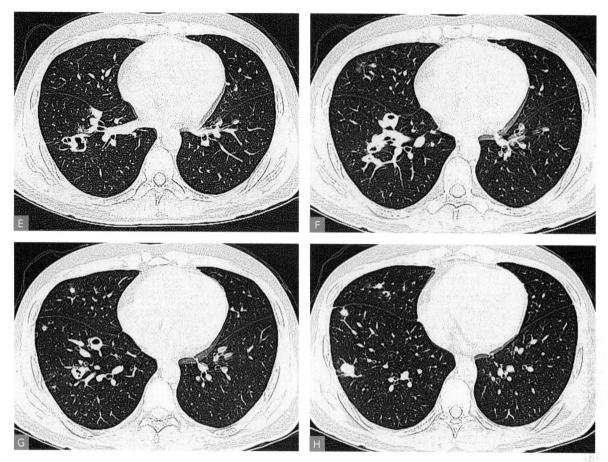

图 1-19　胸部 CT 扫描（艾滋病合并肺隐球菌病）

A ~ D. 胸部 CT 示右肺中下叶多发斑片状密度增高影，边界模糊不清，周围可见磨玻璃样阴影，无明显卫星灶及条索灶；E ~ H. HAART 抗感染治疗 45 天后复查，病灶周围"晕"征吸收，部分病灶中央空洞形成，空洞内壁光整，无明显壁结节

◆◇ 诊断要点与鉴别诊断

1. 诊断要点　病人为成年男性，有艾滋病病史，CD4 细胞 5 个/μl，发热、头痛伴有呕吐。胸部 CT 显示肺内多发结节伴团片状实变的病变，以两下肺外带为主，存在相对集中分布趋势；部分病灶周围可见"晕"征，经治疗后病灶逐渐转归成为厚壁空洞。影像学特征符合真菌感染表现，结合病史，考虑为隐球菌肺病的可能性大。

2. 鉴别诊断

（1）肺结核：主要与浸润型结核伴肺内播散鉴别。浸润型肺结核以上叶尖段后段、下叶背段多见，可表现为斑片状、结节状密度增高影或空洞，周围可见钙化、纤维化或卫星灶；出现肺内播散时肺内表现为"树芽"征。

（2）肺曲菌病：主要与侵袭性曲菌病鉴别。气道侵袭性曲菌病表现为局部肺实变或磨玻璃样阴影，伴支气管扩张及黏液栓塞，小叶中心结节及"树芽"征。血管侵袭性曲菌病表现为伴"晕"征的小结节及以胸膜为基底的楔形实变。2 ~ 3 周治疗后，病灶内形成"空气半月"征，提示好转。

专家点评 ● ● ●

　　隐球菌属包括17个种和18个变种,其中仅新型隐球菌及其变种具有致病性。该菌广泛分布于自然界中,从人的皮肤、土壤、灰尘、鸽粪中都能找到。新型隐球菌几乎全部经肺入侵而感染人体,90%病损仅局限于肺部,10%可经血行传播扩散至其他器官。中枢神经系统及皮肤是最常见的继发感染部位。长期使用免疫抑制剂或糖皮质激素、艾滋病、白血病等的病人易患本病。

　　环境中存在的新型隐球菌直径小于10μm,经呼吸道吸入人体后,形成明显的多糖荚膜保护层以拮抗宿主的防御机制。多数健康人感染可以自愈或病变局限于肺部。在免疫功能受损的病人,新型隐球菌可引起严重肺部感染甚至经血行播散全身。

　　肺隐球菌病肺内分布具有一定特点,多分布于两下肺外带,存在相对集中分布趋势,即位于同一肺叶或肺段,沿支气管分布走行。形态学以肺部多发结节或肿块多见,形态不规则,约40%周围伴有"晕"征,有时可形成边缘光滑的空洞,空洞内壁光滑,无壁结节。一般很少出现钙化。

（案例提供:上海市公共卫生临床中心,单飞　叶雯）

（点评专家:上海市公共卫生临床中心,施裕新）

案例20 • • •

女性，33 岁，反复咳嗽、咳痰 2 个月，加重伴发热 4 天

◆》 **病例介绍**

病人，女性，33 岁。反复咳嗽、咳痰 2 个月，加重伴发热 4 天。病人于 2 个月前无明显诱因出现咳嗽、咳痰，呈白色黏液痰，4 天前出现发热，最高体温可达 39.8℃，发热时伴有畏寒、寒战，伴有大量出汗，以夜间发热为主，发热时伴有头晕，同时出现全身乏力及肌肉酸痛，予以退热处理后，体温降至正常后，仍反复发热。胸片提示双肺血行播散型肺结核可能性大，给予抗感染治疗后，症状未缓解。查体：右侧嘴角有黑色结痂灶，直径约 1cm，压之有轻微疼痛，触之无出血，右侧额头有一块陈旧性皮疹，色黑，压之有轻微疼痛，触之无出血，全身散在分布脐凹样皮疹，右侧锁骨上窝可触及一表浅肿大淋巴结，大小约 2cm×3cm，质韧，活动性差，触之无压痛。实验室检查：HIV 载量 2.18×10⁵ cp/ml，CD4 细胞 6 个/μl；WBC 2.65×10⁹/L；多次抗酸涂片均为阴性；骨髓液培养+药物敏感试验：马尔尼菲青霉菌阳性。

◆》 **影像学检查**

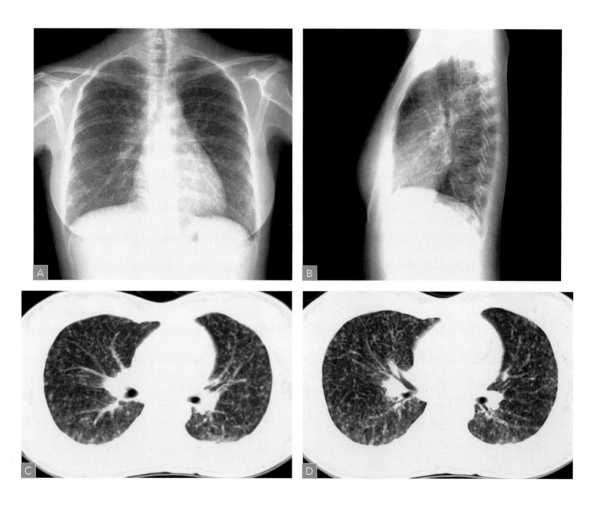

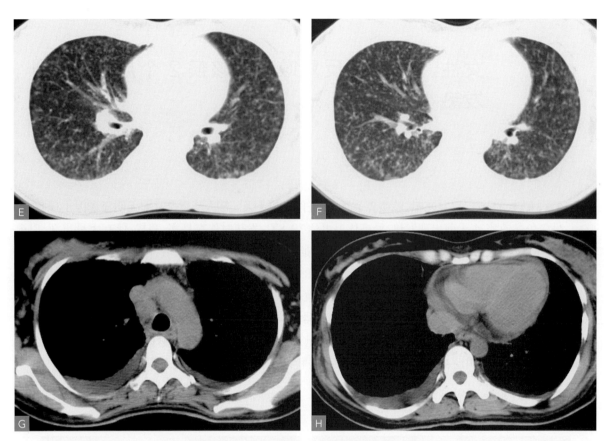

图 1-20　胸部正侧位平片与 CT 扫描（艾滋病相关性肺马尔尼菲青霉菌感染）

A、B. X 线胸片示双肺弥漫性分布粟粒、小结节灶；C ~ F. 胸部 CT 肺窗示双肺弥漫分布粟粒结节，大小、密度较均匀，伴轻度磨玻璃样改变，双肺纹理增多，隆突下淋巴结肿大；G、H. 纵隔窗示双侧胸腔少量积液；少量心包积液

◆》 **诊断要点与鉴别诊断**

1. 诊断要点

（1）HIV 载量检测 $2.18×10^5$（参考值<20cp/ml）。

（2）CD4 细胞 6cells/μl（参考值 414 ~ 1123 个/μl）。

（3）骨髓液培养+药物敏感试验：马尔尼菲青霉菌阳性。

（4）病人免疫力低下，全身散在脐凹样皮疹，淋巴结肿大。

2. 鉴别诊断

（1）肺结核：两者都可出现纵隔和肺门淋巴结肿大，双肺的斑片影、粟粒影等，粟粒型肺结核结节表现为"三均匀"，结节多小于 3mm，两者的鉴别需依靠实验室检查及血培养。

（2）肺泡癌：年轻女性多发，胸部 CT 表现的双肺弥漫粟粒影，边缘常清晰锐利，且病灶分布多以双侧中下肺野为著，结节多大于 3mm，薄层 CT 可显示支气管壁增厚、附壁结节、支气管僵直及病灶近端支气管狭窄趋于闭塞；结节穿刺活检是重要的确诊手段。

专家点评 ● ● ● ●

  艾滋病合并肺部真菌弥漫粟粒结节多为肺侵袭性真菌感染,真菌感染有一定的好发区域,如马尔尼菲青霉菌病即为与地理分布有关的机会性感染,局部流行于东南亚及中国华南地区。马尔尼菲青霉菌是常见的条件致病真菌之一,好发于免疫力低下的病人,尤其是艾滋病病人,是艾滋病指征性疾病。在治疗 HIV 感染时,遇到全身性感染损害,尤其是发现皮肤坏死性丘疹,结合临床表现,如有畏寒发热($37.5 \sim 40℃$)、咳嗽、咳痰、气促、胸痛等,且血液 CD4 细胞低于 50 个$/\mu l$,白细胞计数正常或减少,中性粒细胞明显增高,影像学检查显示双肺弥漫性病变,纵隔淋巴结肿大;胸腔积液及心包积液时,特别是合并腹腔淋巴结肿大,CT 增强显示肝脾实质内镂空状改变或肠系膜淋巴结"三明治"征时应高度考虑艾滋病相关性马尔尼菲青霉菌病,并做相关真菌(双相培养)检查以进一步确诊。应警惕合并多种病原菌同时感染的可能。

(案例提供:广州市第八人民医院,余成成)

(点评专家:广州市第八人民医院,刘晋新)

案例21 ● ● ●

男性，35岁，HIV合并双肺多发渗出伴双上肺空洞形成

◆▶ 病例介绍

病人，男性，35岁。3个月前无明显诱因下，出现阵发性发热，最高体温39℃，伴咳嗽、咳痰、胸闷、气短、胸痛。HIV抗体阳性，尚未行HAART治疗。实验室检查：WBC $9.64×10^9$/L，NEUT $9.0×10^9$/L，RBC $3×10^{12}$/L，HGB 83g/L；HIV抗体阳性；CD4细胞41个/μl。

◆▶ 影像学检查

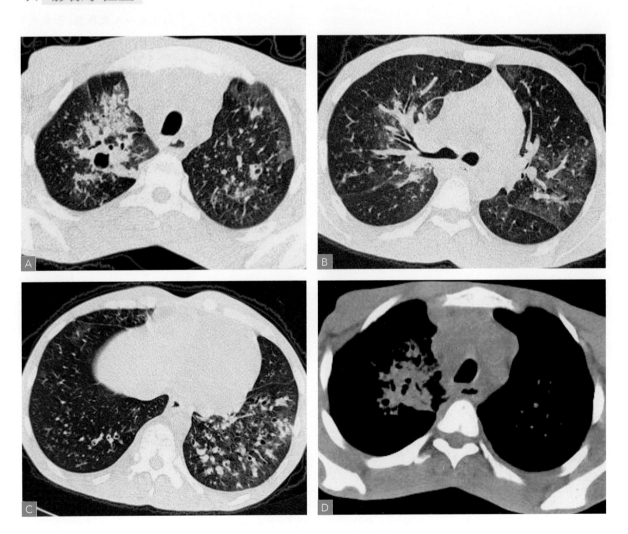

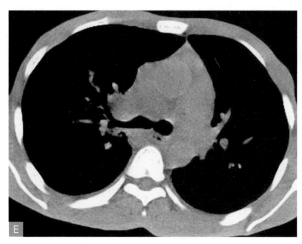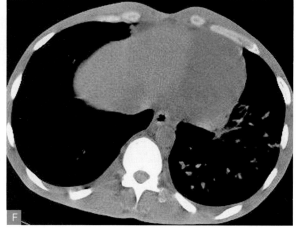

图1-21 胸部 CT 扫描（艾滋病合并肺结核）

A ~ F. 胸部 CT 示双肺多发感染性病变伴双上肺空洞形成,左下肺支气管多发黏液栓塞,纵隔多发淋巴结肿大,双侧胸腔积液及心包积液

◆▶ 诊断要点与鉴别诊断

1. 诊断要点

（1）本例病人有 HIV 感染及艾滋病病史,且 CD4 细胞计数明显降低,自身免疫力低下,肺部易出现多种机会性感染性病变,且病人出现高热,提示感染性病变的可能。

（2）CT 平扫可见双肺多发渗出伴右肺上叶空洞,纵隔及双侧肺门多发淋巴结肿大,双侧胸腔积液及心包少量积液,不难得出感染性病变的诊断。HIV 易合并机遇性感染,如分枝杆菌（结核/非结核）、真菌、病毒等,不同病原体感染影像学表现多有重叠,最终诊断需紧密结合临床及实验室检查。尤其在抗细菌、真菌之后肺部病灶无明显吸收好转,需警惕结核感染的可能。

2. 鉴别诊断

（1）非结核分枝杆菌（non-tuberculous mycobacteria,NTM）：艾滋病合并 NTM 肺病的胸部 CT 主要表现为结节（实性及磨玻璃密度较具特征性）及条索影,合并胸腔积液常见（20%）,可见粟粒性病变;而艾滋病合并肺结核病人胸部 CT 表现以渗出性病变为主,斑片影、胸腔积液及粟粒性病变常见。当艾滋病病人发生严重免疫抑制（CD4 细胞<50 个/μl）,胸部 CT 表现为结节时,倾向于 NTM 的诊断,同时合并颈部、下颌下等浅表淋巴结肿大可能对本病有提示意义,当 CD4 细胞计数较高或胸部 CT 表现以渗出性病变、粟粒性病变为主,或合并胸腔积液时,倾向于肺结核的诊断。

（2）肺隐球菌病：HIV 合并肺部感染性疾病中,肺新生隐球菌病占 2% ~ 11%。临床及影像均酷似结核。可同时合并其他机会性感染,如结核、诺卡菌病,组织胞质菌病等。症状多样,如发热、咳嗽、呼吸困难、体重减轻、胸痛。大部分有症状的病例 CD4 细胞<100 个/μl。对于可疑肺结核病人,抗结核治疗（ATT）后无明显改善需考虑隐球菌感染的可能,HIV 合并肺隐球菌病的常见 CT 表现多种多样,既可表现为局灶性、弥漫性的肺泡、间质浸润;也可表现为肺内结节或肿块样实变;亦常合并纵隔、肺门淋巴结增大及胸腔积液。

（3）肺癌：艾滋病合并肺癌以中年男性多见,常伴发肺部机会性感染,CT 多表现为周围型较大肿块,具有一般恶性病变的影像学特征,邻近肺内及胸膜常可见继发反应性改变,多合并纵隔及肺门淋巴结肿大和胸腔积液。艾滋病合并肺癌病人,肺内常同时合并机会性感染,如结核、真菌等,甚至有时因体内肺外感染性病变,虽然肺内无明显机会性感染表现,但血液或其他实验室检查提示存在感染性病变,此时肺内病变的良、恶性鉴别更加困难。故中老年男性艾滋病伴肺部单发或多发结节/肿块病人,若具有周围型肺癌的常见形态学特征,伴有纵隔肿大淋巴结、胸腔积液且对症处理后效果不明显时,应考虑到肺癌的可能,并及时行增强CT、支气管镜或穿刺活检等检查以及时明确诊断。

专家点评

　　该病例最终通过多次病原学检查,明确诊断为HIV合并肺结核。梳理病人的临床症状和实验室检查,病人HIV阳性且CD4细胞计数明显降低(<50个/μl),此时自身免疫力基本丧失,极易出现各种机会性感染;高热也是提示感染性病变的重要线索。结核分枝杆菌是HIV病人机会性感染的重要呼吸道病原体之一。这些临床及可能的病原流行病学可以为影像学诊断提供依据。艾滋病合并肺结核病人的影像学表现不一,与病人的免疫力有直接相关性;对于免疫力基本正常的病人,如CD4细胞计数>500个/μl,肺结核的X线及CT表现基本同正常人群;而对于人体免疫力明显降低的病人,艾滋病合并肺结核的表现更不典型,不仅更多地表现为肺内渗出性病变(包括磨玻璃密度)、空洞性病变,也包括病变部位的非典型性,如中下肺,还包括原发性纵隔和肺门淋巴结结核、血行播散型肺结核及肺外结核等。

　　人体免疫力及变态反应活动性、结核菌入侵的数量及其毒力,与结核病变的性质、范围,播散速度及病程演变过程有密切关系。本病病理特点是渗出、浸润、增殖增生、变质坏死(干酪样坏死),易形成空洞。影像学表现与病理一致,同样与以上因素密切相关,总体而言表现多样、不典型,尤其在极度免疫力低下的病人中,难以与NTM、真菌等其他机会性感染鉴别,应密切结合临床及相关实验室检查,影像学可显示肺内病变、纵隔淋巴结果及范围,并评估结核的严重程度,并对病变做出倾向性诊断意见。病原学检查是本病确诊的依据。

（案例提供：上海市公共卫生临床中心，单飞　何欣源）

（点评专家：上海市公共卫生临床中心，施裕新）

01章案例22

案例22 ●●●

男性，20 岁，HIV 合并双肺弥漫性粟粒结节

◆▶ **病例介绍**

病人，男性，20 岁。2 个月前无明显诱因出现阵发性发热，最高体温 39.2℃，伴咳嗽、干咳。HIV 抗体阳性，尚未行 HAART 治疗。实验室检查：WBC $4.2×10^9$/L，NEUT% 66.4%，RBC $3.14×10^{12}$/L，HGB 90g/L；CD4 细胞 130 个/μl；CRP 81.9mg/L；PCT 0.4ng/ml；T-SOPT 阳性。

◆▶ **影像学检查**

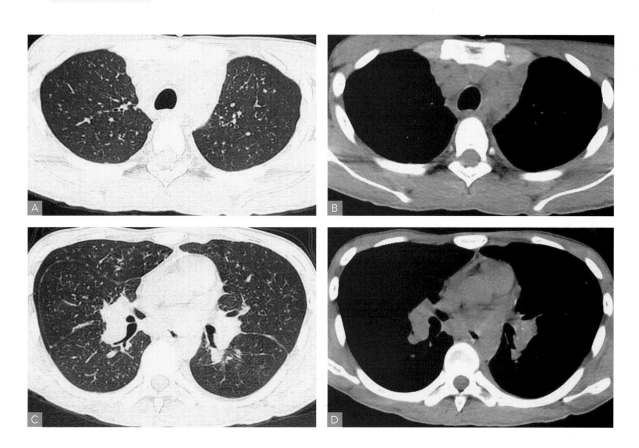

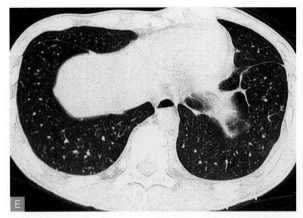
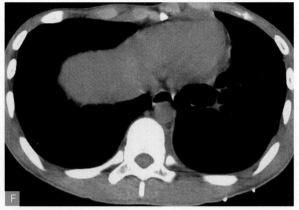

图1-22　胸部CT扫描（艾滋病合并非结核分枝杆菌肺病）

A～F. 胸部CT示双肺弥漫性粟粒结节,纵隔多发肿大淋巴结

◆▶ 诊断要点与鉴别诊断

1. 诊断要点　CT平扫可见双肺弥漫性粟粒结节,纵隔多发淋巴结肿大,结合病人HIV感染病史,首先应考虑到非典型感染病原体的肺内广泛播散。HIV易合并多种机遇性感染,如分枝杆菌（结核/非结核）、真菌、病毒等,不同病原体感染影像学表现多有重叠,最终诊断需紧密结合临床及实验室检查。

2. 鉴别诊断

（1）肺结核:艾滋病合并肺结核的影像学表现总体上呈现出多样性和不典型的特点,发生于艾滋病各个时期的肺结核其影像学表现根据不同免疫状态亦不相同。HIV合并血行播散型肺结核时,通常发生于CD4细胞极低时,影像学特点为粟粒结节分布欠均匀,边缘不清,下肺多于上肺,有融合趋势可呈小片/斑片状分布。当艾滋病病人发生严重免疫抑制（CD4细胞<50个/μl）,胸部CT表现为弥漫性粟粒结节时,则倾向于NTM的诊断。同时合并颈部、下颌下等浅表淋巴结肿大可能对艾滋病合并NTM有提示意义。当CD4细胞计数较高或胸部CT表现以渗出性病变、粟粒性病变为主时,或合并胸腔积液,倾向于肺结核的诊断。与HIV/艾滋病合并肺结核的病人对比,HIV合并NTM感染更容易出现病灶播散,间质浸润更常见,死亡率较高。

（2）肺隐球菌病:HIV合并肺部病变中,肺隐球菌病占2%～11%,其临床及影像表现均酷似肺结核。可同时合并其他机会性感染,如结核分枝杆菌、诺卡菌,组织胞浆菌等。症状多样,发热、咳嗽、呼吸困难、体重减轻、胸痛。大部分有症状的病例CD4细胞<100个/μl。对于可疑肺结核病人,抗结核治疗后无明显改善需考虑隐球菌感染的可能。常见的影像学表现有局灶性、弥漫性的肺泡、间质浸润及淋巴结增大、结节、胸腔积液等,其中最常见单发、数个边界清楚的结节或肿块。

（3）马尔尼菲青霉菌:常隐匿发病,分为局限性感染与全身系统性感染。局限型感染:临床表现复杂,以肺和肝受累最多且严重。皮肤损害是播散型马尔尼菲青霉菌病的临床特征。马尔尼菲青霉菌肺部CT表现与肺结核极其类似,最常见表现为双肺弥漫性分布粟粒性结节,酷似粟粒性肺结核,以随机性分布为主,部分呈小叶中心分布,部分为随机分布与小叶中心分布并存。常见纵隔淋巴结肿大,如伴随腹部CT表现中肠系膜淋巴结肿大,则高度怀疑本病可能。经过3～4周有效抗真菌治疗可明显吸收消散,抗结核治疗病灶无明显吸收好转应考虑本病。

专家点评 ● ● ● ●

　　该病例经血液培养最终证实为 HIV 合并 NTM 肺病。有价值的临床病史、HIV 感染史及较低的 CD4 细胞计数是重要的提示肺部机会性感染的证据，T-SPOT 阳性亦提示分枝杆菌感染的可能性，但不能区分是结核杆菌还是 NTM 感染。与血行播散型肺结核症状相同的是本例病人也出现高热，提示严重感染。但本例病人，仅通过胸部 CT 的双肺粟粒样结节特征，难以明确诊断出具体为何种病原菌感染，最终明确诊断仍依赖病原菌检查。

　　具有呼吸系统症状和(或)全身症状，经胸部影像学检查发现有空洞性阴影、多灶性支气管扩张及多发性小结节病变等，已排除其他疾病，且实验室检查或组织活检确定 NTM 培养阳性，可做出 NTM 肺病的诊断。目前尚无特异高效的抗 NTM 药物，故 NTM 肺病的化疗仍使用抗结核药物。因多数肺 NTM 对抗结核药物耐药，所以 NTM 病治疗困难，预后不佳。

(案例提供：上海市公共卫生临床中心，单飞　何欣源)

(点评专家：上海市公共卫生临床中心，施裕新)

案例23 ● ● ●

男性，47 岁，发热、咳嗽、咳痰 2 个月余，加重 2 天

◆▶ **病例介绍**

病人，男性，47 岁。发热、咳嗽、咳痰 2 个月余，加重 2 天。病人体温最高 39.5℃，热型不详。痰为黄白色黏痰，伴气促、胸闷。病人精神状态一般，食欲较差，睡眠情况差，体重下降约 5kg。查体：急性病容，体型消瘦。余未见异常。病人有不洁性交史。实验室检查：HIV 抗体阳性；CD4 细胞 1 个/μl；白细胞计数正常，LY $0.37×10^9$/L，ESR 107mm/h；降钙素原定量 1.09ng/ml；痰涂片阴性，结核抗体 IgM、IgG 阴性。肺泡灌洗液发现非结核分枝杆菌生长。病理检查：肺慢性肉芽肿性肺炎改变。

◆▶ **影像学检查**

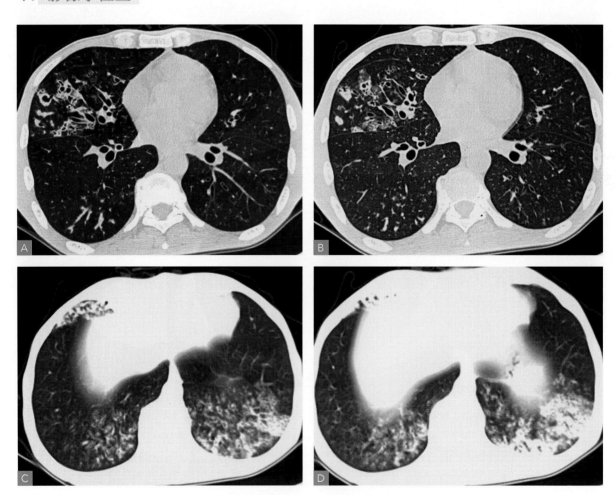

图1-23 胸部 CT 扫描（艾滋病合并 MAC 感染）

A ~ D. 胸部 CT 示右肺中叶及双肺下叶多发结节及斑片高密度影，边界模糊，伴支气管壁普遍增厚，支气管轻度扩张，以右肺中叶为著

◆▶ **诊断要点与鉴别诊断**

1. 诊断要点 本病例的特点为中年男性艾滋病病人,主要症状为发热、咳嗽。CT 提示双肺多发感染,伴支气管扩张,结合实验室检查,CD4 细胞计数极为低下,小于 50 个/μl,肺泡灌洗液发现非结核分枝杆菌生长,经过菌种鉴定为鸟-胞内分枝杆菌复合体(M. avium and intracellulare complex, MAC),临床诊断为艾滋病 C3 合并 MAC 肺部感染。临床抗非结核分枝杆菌治疗后病人症状明显好转。

2. 鉴别诊断

(1)肺结核:临床症状与 MAC 相似,其影像表现与机体免疫抑制的严重程度有关,即不同 CD4 细胞计数下的艾滋病病人肺结核影像表现亦有不同。艾滋病早期病人,当 CD4 细胞计数大于 200 个/μl,肺结核影像表现与普通病人表现相似,好发于上叶尖后段及下叶背段,常见结节、浸润及空洞等影像。当机体处于中重度免疫抑制状态,CD4 细胞计数低于 50 个/μl,影像表现多不典型,肺内可出现实变、肺门及纵隔淋巴结肿大,也常见支气管播散、血行播散型肺结核和胸腔积液,常合并其他部分的感染。非结核分枝杆菌肺病与肺结核有相似的临床及影像表现,但常比肺结核的进展缓慢,经长期抗结核治疗无效或有反复发作,应考虑非结核分枝杆菌肺病的可能。

(2)真菌感染:艾滋病病人免疫极度低下时易合并多重感染,真菌常见,不同真菌肺部感染影像上形态多变,可见斑片状密度增高影、结节、肺实变、空洞、纵隔淋巴结肿大,支气管扩张少见,临床诊断需依靠影像资料及实验室检查。

专家点评 ● ● ● ●

非结核分枝杆菌(NTM)是指除结核分枝杆菌复合体及麻风分枝杆菌以外的分枝杆菌。NTM 存在于大自然中,为条件致病菌,毒力较结核分枝杆菌弱,与结核在菌体成分和抗原性上多具有共同性,病理上与结核相似,两者鉴别主要通过细菌培养及菌种鉴定。NTM 主要引起肺部、局部淋巴结和皮肤的感染,极少全身播散性感染。MAC 属于Ⅲ型不产色的慢速生长的 NTM,主要引起肺部感染。艾滋病合并 MAC 感染倾向发生在艾滋病晚期、CD4 细胞严重低下,特别当 CD4 细胞<50 个/μl 时,易发生播散性 MAC 感染。

艾滋病合并 MAC 肺部感染的影像表现多不典型,可见结节灶、斑片影、支气管扩张、弥漫粟粒、大片实变合并空洞、肺门或纵隔淋巴结肿大(多为轻度),以结节、斑片影、支气管扩张较多见,无明显好发部位。

(案例提供:广州市第八人民医院,官宛华)

(点评专家:广州市第八人民医院,刘晋新)

案例24 ● ● ●

男性，44 岁，颈部肿物 4 个月余

◆▶ **病例介绍**

病人，男性，44 岁。颈部肿物 4 个月余。病人 4 个月前颈部出现一黄豆大小肿物，逐渐增大，于近锁骨上窝处出现类似肿物，未见破损，肿物局部疼痛、发热。伴有咳嗽，咳少量黄痰，偶有胸痛。病人为同性恋，有同性性行为。查体：左侧颈根部可见一 7cm×8cm 肿物突起，质韧，无活动，压痛可疑阳性，局部皮肤红肿、发热；锁骨上窝可见一 4cm×5cm 突起肿物，局部皮肤已破溃、结痂，无压痛，双侧腹股沟可触及多发肿大淋巴结。实验室检查：HIV 抗体阳性；CD4 细胞 63 个/μl，白细胞计数正常，NEUT $8.28×10^9$/L；ESR 54mm/h；结核抗体 IgM、IgG 阴性，痰涂片阴性，血培养、骨髓培养阴性，脓液抗酸菌涂片阴性。肺泡灌洗液发现非结核分枝杆菌生长。病理检查：肺慢性肉芽肿性肺炎改变。

◆▶ **影像学检查**

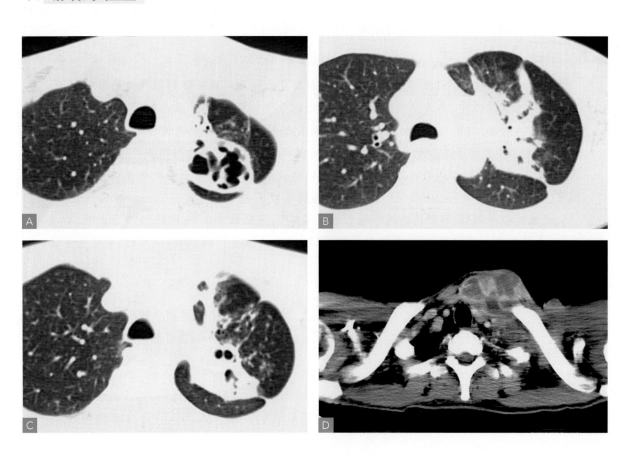

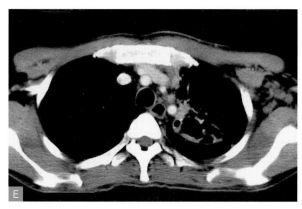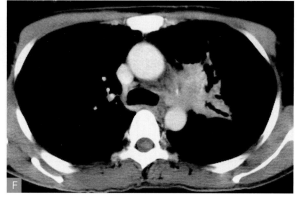

图1-24　胸部CT扫描（艾滋病合并MAC感染）

A～C. 胸部CT示左肺上叶前段及尖后段支气管壁增厚、狭窄,其远段支气管串珠状扩张,左肺上叶前段及尖后段
体积缩小、密度增高;D～F. 增强扫描示下颈部至胸锁关节水平偏左侧皮下可见一软组织团块,内部密度不均匀,
后缘与甲状腺左叶关系紧密,增强扫描病灶呈不均匀明显强化,左侧肺门淋巴结增大,左侧腋窝多发小淋巴结影

◆▶ **诊断要点与鉴别诊断**

1. 诊断要点　本病例的特点为中年男性艾滋病病人,主要症状为颈部肿物,咳嗽、咳痰。CT提示
左下颈部至胸锁关节水平偏左侧皮下软组织病变,考虑为脓肿,左肺上叶感染及右肺下叶背段感染并
双肺门淋巴结增大,以左肺上叶为主并膨胀不全及支气管扩张,结合实验室检查,CD4细胞计数极为
低下,小于50个/μl,肺泡灌洗液发现非结核分枝杆菌生长,经过菌种鉴定为MAC,临床诊断为艾滋病
C3合并MAC肺部、淋巴结感染。

2. 鉴别诊断

（1）肺门区中心型或周围型肺癌:前者除肺门区肿块之外,还伴有阻塞性肺炎或阻塞性肺气肿;
后者的肺门区肿块多表现为形态不规则,边缘不整,可有毛刺征或分叶征,CT增强多呈中度强化,较
大者中央可出现坏死或空洞,纵隔内还可见其他肿大淋巴结影。

（2）肺结核:见案例23。

（3）真菌感染:见案例23。

专家点评 ● ● ● ●

　　MAC主要引起肺部、局部淋巴结和皮肤的感染,极少全身播散性感染。艾滋病病人在
CD4细胞严重低下时,易发生播散性MAC感染,此案例中出现颈部淋巴结及双肺门淋巴结肿
大,增强扫描呈环形强化,内部可见液化坏死,左上肺感染合并空洞及支气管扩张,影像表现
与肺结核、淋巴结核极为相似,在菌种鉴定出来之前,临床常诊断为肺结核,但临床抗结核治
疗常不满意,病人反复出现发热,症状好转不明显,此时应考虑到非结核分枝杆菌感染的可
能,及时取肺泡灌洗液进行菌种鉴定。

（案例提供:广州市第八人民医院,官宛华）

（点评专家:广州市第八人民医院,刘晋新）

案例 25 • • • •

男性，29 岁，咳嗽、咳痰、发热 2 个月余

◆▶ **病例介绍**

病人，男性，29 岁。咳嗽、咳痰、发热 2 个月余。HIV 抗体初筛阳性 29 天。实验室检查：CD4 细胞 39cells／μl；痰、骨髓及胸腔脓液培养出马红球菌。

◆▶ **影像学检查**

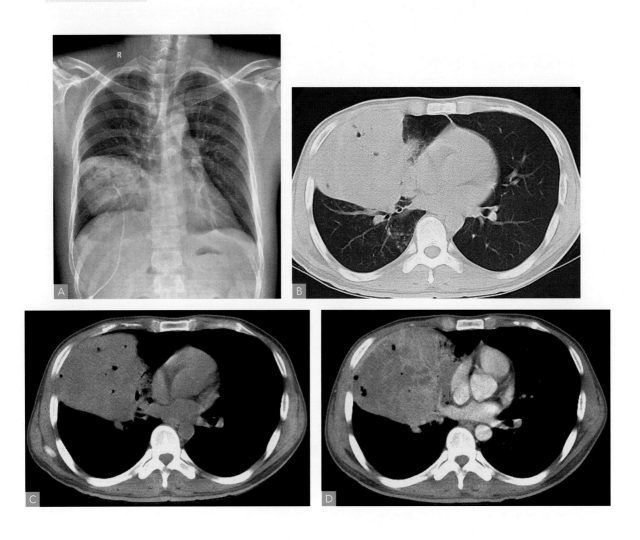

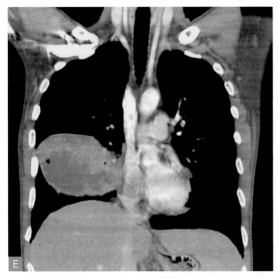

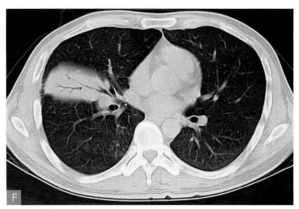

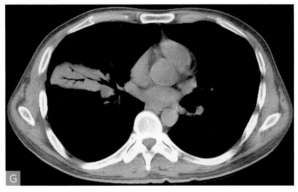

图1-25　胸部X线正位片与CT扫描（艾滋病合并马红球菌肺炎）

A．X线胸片示右中下肺野团块状影，密度不均匀，内见不规则低密度区，病灶光滑、清楚；B、C．CT平扫示右肺中叶肿块影，大小约9.4cm×10.8cm，病灶内见不规则低密度区及散在小空洞影，边界清楚，紧贴水平裂，周围散在少许斑片状模糊影；D、E．CT增强扫描示肿块灶明显不均匀强化，内见大片状不强化坏死区，边界清楚；F、G．治疗70天后CT复查示病灶明显吸收，呈片状致密影，其内见空气支气管征，边界模糊

◆▶　**诊断要点与鉴别诊断**

1．诊断要点　本病例为青年男性HIV阳性病人，CD4细胞39个/μl，提示自身免疫力非常低，临床咳嗽、咳痰、发热2个月余，X线和CT均表现为右下肺密度不均的类圆形肿块，CT增强后病灶呈明显强化，CT值增加了30～47HU，低密度区未见强化，提示病灶内部的血供十分丰富及肿块内出现坏死。马红球菌肺炎常发生在免疫力极低的艾滋病病人，肺部出现巨大类圆形厚壁空洞性肿块，应考虑本病的可能。

2．鉴别诊断

（1）肺结核：结核球密度较高，钙化常见，边缘光滑、清楚，无分叶，周围常见卫星灶。

（2）周围型肺癌：常见分叶、毛刺及胸膜凹陷征，CT增强扫描，结节完全强化。

（3）转移瘤：常发生在两下肺，病灶边缘清楚，空洞少见，其他部位可见原发病灶。

专家点评 ● ● ●

　　马红球菌是条件致病菌,马红球菌感染易发生于艾滋病、血液病、骨髓炎及肾移植等免疫功能受损的病人,很少发生在免疫功能正常的人群中,近年来,随着艾滋病病人的快速增长,原作为动物正常菌群而人类罕见菌的马红球菌已成为人类机会性致病菌,为此,加强对其诊断的认识很重要。

　　马红球菌感染的病理改变以慢性化脓性支气管肺炎和广泛肺部感染为主,影像学表现常见单发或多发结节/肿块,常合并空洞及液-气平面,空洞壁厚、不规则,随着病情的进展,空洞壁变化较快,出现巨大类圆形厚壁空洞性肿块是本病较特征性影像学表现。少数仅表现为斑片状、斑片状影,可伴少量胸腔积液。

（案例提供：南宁市第四人民医院,卢亦波）

（点评专家：首都医科大学附属北京佑安医院,李宏军）

案例 26 ● ● ● ●

男性，29 岁，全身皮疹 8 个月，咳嗽、咳痰 1 个月

◆▶ 病例介绍

病人,男性,29 岁。全身皮疹 8 个月,咳嗽、咳痰 1 个月。8 个月前双足底出现褐色丘疹,逐渐蔓延至小腿、大腿及躯干皮肤,2 个月前皮疹蔓延至鼻尖、口腔及牙龈,未诊治。HIV 抗体阳性,CD4 细胞 336cells/μl。

◆▶ 影像学检查

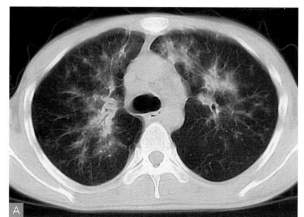
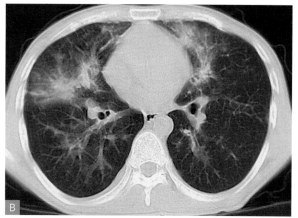
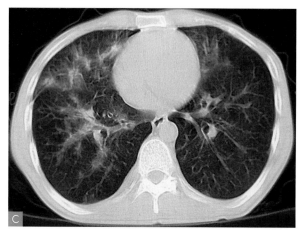

图 1-26　胸部 CT 扫描（艾滋病合并肺 Kaposi 肉瘤）

A ~ C. 胸部 CT 示双肺内多发斑片状影,类似于火焰状,周围可见磨玻璃样阴影,提示合并少量出血,双侧肺门周围支气管血管束增粗

◆▶ 诊断要点与鉴别诊断

1. 诊断要点 本病例的特点为艾滋病病人,CD4细胞336个/μl,出现肺部症状,已经开始进行HAART疗法。胸部CT显示双肺内多发斑片状影,类似于火焰状,周围可见磨玻璃样阴影(提示出血可能),双肺门周围支气管血管束增粗,双侧无胸腔积液,经肺穿刺活检证实为卡波西(Kaposi)肉瘤。

2. 鉴别诊断

(1) 淋巴瘤:肺内原发淋巴瘤的影像表现多种多样,常见的表现为伴有空气支气管征或支气管扩张的肿块、结节或实变,跨肺叶生长,中度明显均匀强化,肺门、纵隔淋巴结肿大,可以提示本病,应积极行穿刺活检明确诊断。

(2) 肺结核:典型肺结核影像易于诊断,不典型的肺结核可以显示出任何形态的变化,鉴别比较困难,但是肺结核类似沿支气管血管束走行的结节样病变少见,另外肺结核相应的临床症状、结核免疫三项阳性及痰检等实验室检查有利于鉴别。

(3) 肺部细菌感染:由于艾滋病病人免疫力低下,易于出现肺部的细菌感染,与卡波西肉瘤难于鉴别,核素显像可以提供一些帮助,镓/铊核素显像有助于卡波西肉瘤和肺部感染的鉴别,肺部卡波西肉瘤病变浓聚摄取铊,而不摄取镓,和肺部感染病变正好相反。

专家点评 ● ● ●

艾滋病合并肺部卡波西肉瘤胸部CT典型影像表现为沿支气管血管束周围分布的实变,形态不规则,有学者称之为火焰状改变,在双肺各叶散在分布,多位于双侧肺门附近,双侧基本对称,大部分边缘模糊呈磨玻璃样改变,通常提示出血可能,同时伴有小叶间隔增厚和支气管血管束增厚。卡波西肉瘤另外一典型影像表现为肺叶内多发结节,沿支气管血管束走行,累及各个肺叶,结节少见分叶及毛刺。另有一特殊类型,卡波西肉瘤仅侵犯支气管内壁,而周围肺野无病灶,临床可见呼吸困难、顽固性干咳,行纤维支气管镜检查时可视病变。

参 考 文 献

[1] HUANG L,SCHNAPP LM,GRUDEN J F,et al. Presentation of AIDS-related pulmonary Kaposi's sarcoma diagnosed by bronchoscopy. Am J Respir Crit Care Med,1996,153(4 Pt1):1385-1390.

[2] WOLFF S D,KUHLMAN J E,FISHMAN E K. Thoracic Kaposi sarcoma in AIDS:CT findings. J Comput Assist Tomogr,1993,17(1):60-62.

[3] 黄华,施裕新,谢汝明,等.艾滋病合并肺部卡波西肉瘤的CT表现.放射学实践,2015,30(3):905-908.

(案例提供:深圳市第三人民医院,黄华)

(点评专家:深圳市第三人民医院,陆普选)

案例27 ● ● ●

男性，46 岁，左肺下叶胸膜下实性结节

◆▶ 病例介绍

　　病人，男性，46 岁。3 个月前无明显诱因出现左胸部疼痛不适，胸部疼痛呈针刺样。3 年前发现HIV 抗体阳性，后行规律抗病毒治疗，期间曾感染肺部耶氏肺孢子菌肺炎（PCP）。实验室检查：CD4细胞 328 个/μl，CD4/CD8 值为 0.47。

◆▶ 影像学检查

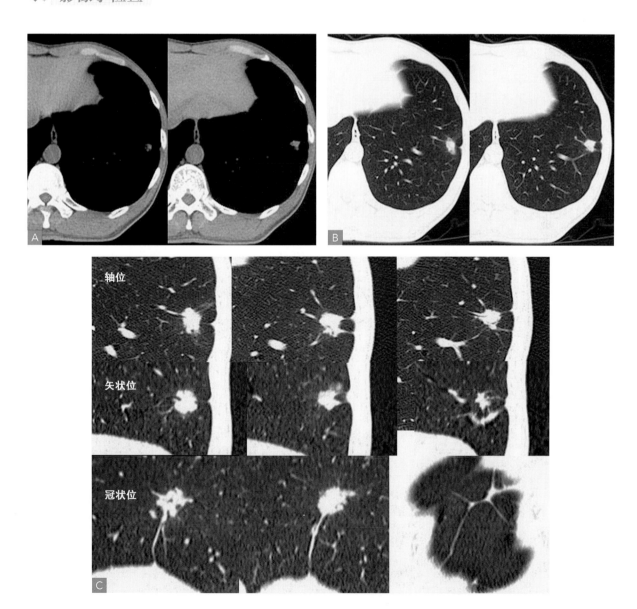

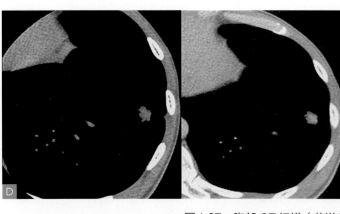
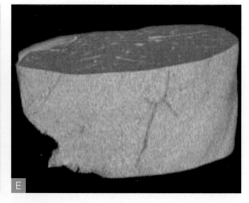

图1-27　胸部CT扫描（艾滋病合并肺癌）

A、B. 胸部CT示左肺下叶内前基底段胸膜下见实性小结节，伴分叶及胸膜凹陷征；C. MRP示病灶边缘毛刺、分叶及胸膜凹陷征；D. 纵隔窗示病灶为实性，增强后明显强化；E. VR示胸膜凹陷征

◆》诊断要点与鉴别诊断

1. 诊断要点

（1）本病例特点为中年男性，左胸部疼痛3个月余，有HIV及PCP感染史，CD4细胞计数轻度降低，实验室检查未见明确结核及真菌感染迹象，肺内发现结节，提示恶性可能。

（2）CT表现为左肺下叶外基底段的实性结节，具有典型周围型肺癌的形态学、血流动力学及生长特性，虽然病人有HIV感染史，肺内易合并多种机会性感染，但仍应考虑肺癌可能性较大。

2. 鉴别诊断

（1）淋巴瘤：艾滋病合并肺淋巴瘤是HIV相关性恶性肿瘤中第二高发的肿瘤，仅次于Kaposi肉瘤，多发生在病程晚期，多数为非霍奇金淋巴瘤（NHL）中的弥漫大B型，与EB病毒感染有关，淋巴瘤肺部累及者占10%～20%，典型表现者为结外型。临床表现常不特异，影像学可表现为肺内单发或多发的结节、肿块、实变、纵隔和（或）肺门淋巴结肿大。约50%可出现单侧或双侧胸腔积液，也可以是唯一征象（渗出性淋巴瘤）。肿瘤生长迅速，倍增时间为4～6周。肿块内可有空洞出现，可见空气支气管征，可出现胸壁侵犯。

（2）结核瘤：HIV病人常伴发肺部机会性感染，尤其是结核。该人群结核瘤可分布于肺内各叶，但仍以结核好发部位，如背侧肺段多见，也表现为圆形或卵圆形，长轴通常与胸膜面垂直，边缘常出现粗长毛刺，邻近胸膜往往增厚，典型者可出现卫星灶，增强后无明显强化。

（3）结节型肺隐球菌病：HIV人群常伴发真菌感染，尤其是新型隐球菌。肺隐球菌病无明显特定肺叶分布，结节/肿块性多位于肺外周及胸膜下区域，边缘多不规则，可见浅分叶及小毛刺，艾滋病合并肺隐球菌病的病灶内常可见支气管充气征及空洞，典型者周围常出现磨玻璃密度影或"晕"征，且境界不清，提示病灶周围水肿或出血。增强后强化方式类似恶性结节。

专家点评 ● ● ● ●

  该病例最终病理诊断：左肺下叶肺腺癌，ⅠA期。回顾本例临床表现与CT影像，提示肺腺癌的诊断要点相当充分，如结节密度均匀，境界清晰，有分叶、毛刺及典型胸膜凹陷征，增强后均匀中等强化。结合病人3年前胸部CT，结节明显增大。因此诊断为肺癌。

  HIV合并肺癌是艾滋病病人非HIV相关性恶性肿瘤中最常见的一种，其发病率是普通人群的2~4倍，与普通人群相比，发病年龄更低，中晚期多见，因此，预后很差。该人群肺部常伴发机会性感染，如结核分枝杆菌、非结核分枝杆菌、真菌、PCP等，在此基础上发生的肺癌常被低估或忽视。因此，在这类病人的胸部CT随访过程中，一定要密切观察肺内新发病灶或老病灶的变化情况。根据我中心病例资料，结合文献报道：HIV合并肺癌以实质性结节或肿块为主的中晚期病例多见，常为周围型，上叶多见，常伴发纵隔及肺门淋巴结肿大及胸腔积液，多数曾有或合并多种肺机会性感染，PCP多见；早期肺癌的影像学表现则同普通人群相仿。

（案例提供：上海市公共卫生临床中心，单飞 程增辉）

（点评专家：上海市公共卫生临床中心，施裕新）

案例28 ● ● ● ●

男性，24 岁，发热、咳嗽 1 个月余

◆▶ **病例介绍**

病人，男性，24 岁。发热、咳嗽 1 个月余。病人无明显诱因出现发热，最高体温达 41℃，以下午及夜间为著，伴畏寒、盗汗。间歇性咳嗽，无明显咳痰。体重近 1 个月下降 3.5kg。有同性非保护性性生活史 5 年。实验室检查：HIV 抗体阳性，HIV 载量 3.79×10^5 cp/ml；CD4 细胞 20 个/μl；LY 0.37×10^9/L；肺泡灌洗液培养出马尔尼菲青霉菌。

◆▶ **影像学检查**

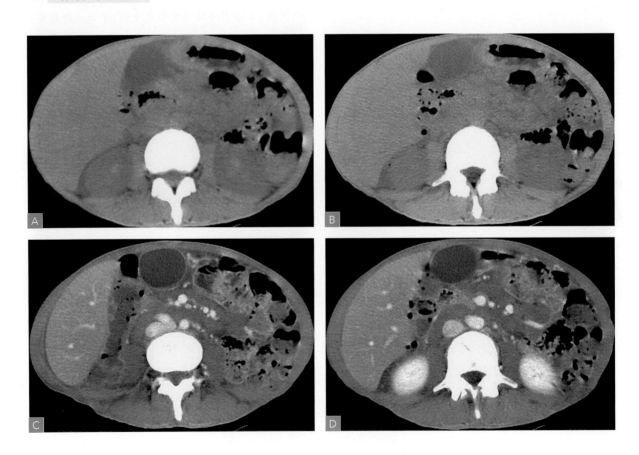

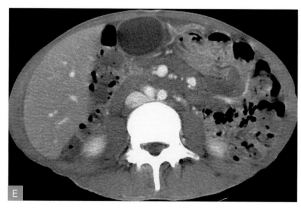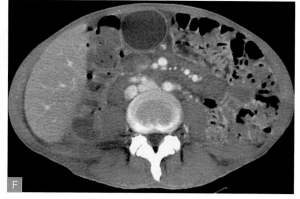

图 1-28　腹部 CT 扫描（艾滋病相关性腹部马尔尼菲青霉菌感染）

A、B. 腹部 CT 平扫示腹膜后大血管周围脂肪间隙内充满肿大淋巴结,分界不清,部分相互融合;C ~ F. 增强扫描腹膜后血管明显强化,融合淋巴结呈轻度强化,呈"三明治"征

◆ 诊断要点与鉴别诊断

1. 诊断要点　本病例的特点为青年男性病人,发热、咳嗽,CD4 细胞明显降低。CT 提示腹膜后、肠系膜多发淋巴结肿大,考虑艾滋病合并真菌感染。虽然属于少见疾病,但术前定性诊断还是有可能的。

2. 鉴别诊断

（1）艾滋病相关性腹膜后淋巴瘤:分布较广泛,主要累及腹主动脉周围淋巴结,少见坏死,增强扫描病灶呈均匀强化。多发肿大淋巴结融合坏死后可包埋肠系膜血管、腹主动脉及下腔静脉等,形成"血管包埋"征,常累及胃肠道。

（2）艾滋病相关性腹部淋巴结结核:结核的腹部肿大淋巴结更倾向于累及肝门部及腹膜后淋巴结,PM 更倾向于累及肠系膜淋巴结,结核的淋巴结呈典型的环形强化和"多房"样征象,中间坏死较广泛;而马尔尼菲青霉菌病腹部淋巴结无明显坏死,强化程度相对明显。

（3）腹部 Kaposi 肉瘤:影像表现具有一定的特征性,其典型表现是肿瘤沿着被浸润脏器的血管方向分布,受累淋巴结表现较高密度。发生在胃肠道,瘤灶常融合增大,表现为黏膜下结节,可伴有脐样凹陷,可见到"靶"征或"牛眼"征,病变扩展到肠壁,则表现为息肉样肿块和皱襞不规则增厚。

（4）转移性淋巴结:通常有原发肿瘤病史,形态多为圆形、类圆形,少数融合,增强扫描强化方式多样,呈轻中度强化。

专家点评 ● ● ● ●

　　艾滋病相关性马尔尼菲青霉菌病(PSM)感染为全身多部位多器官感染,在诊断腹部PSM感染时,注重腹部器官和腹腔、腹膜后淋巴结病变影像表现的同时,要密切结合皮肤、胸部等的影像表现。在治疗HIV感染,遇到全身性感染损害,尤其是发现皮肤坏死性丘疹,结合临床表现时,如有畏寒发热(37.5～40℃)、气促、胸痛、恶心、呕吐、便血、腹痛、腹泻等,影像学检查显示腹腔淋巴结肿大,肝脾大及肝脾局灶性或弥漫性实质病灶等多器官受累,特别是CT增强显示肝脾实质内镂空状改变或肠系膜淋巴结"三明治"征("三明治"征是指腹部CT横断扫描时的一个影像表现,肠系膜脂肪和血管表现类似三明治中间的充填物,而肿大的肠系膜淋巴结表现则类似三明治的两片面包。当经静脉及口服造影剂后,肠系膜血管结构较脂肪明显强化,从而可使夹心更加突出,与三明治极其相似),肠壁受累等征象时,应高度考虑艾滋病相关性PSM。尤其是在一般的抗生素治疗无效时,应考虑PSM并进行相关检查和实验性治疗。最终的确诊仍然依靠血培养或活检标本培养出双相青霉菌。

（案例提供：广州市第八人民医院，余成成）

（点评专家：广州市第八人民医院，刘晋新）

案例29 • • • •

男性，38 岁，HIV 阳性 11 年，左肾占位 1 个月

◆▶ **病例介绍**

病人，男性，38 岁。HIV 阳性 11 年，左肾占位 1 个月。

◆▶ **影像学检查**

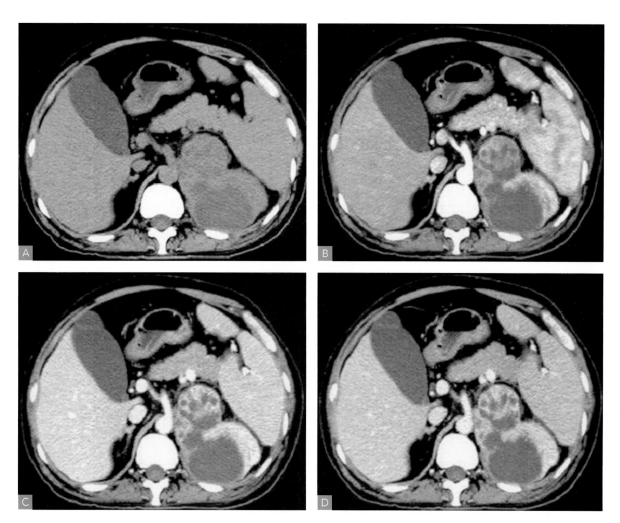

图1-29　腹部 CT 平扫（艾滋病合并肾曲霉菌感染）

A. CT 平扫示左肾内低密度病灶；B～D. 增强扫描，病灶大部分环形强化，脓肿壁厚薄不均并中等程度延迟强化，内壁呈"虫蚀"状改变

◆▶ 诊断要点与鉴别诊断

1. 诊断要点 本病例的特点为中青年男性，发现 HIV 阳性 11 年、左肾占位 1 个月。CT 平扫为肾内低密度灶。增强动脉期大部分环形强化，脓肿壁厚薄不均并中等程度延迟强化，内壁呈"虫蚀"状改变。

2. 鉴别诊断

（1）肾透明细胞癌：最大径<3cm 的肿瘤通常密度较均匀，而体积较大的肿瘤常因其间质富含毛细血管和血窦，易发生出血、坏死和囊性变，也可见钙化，使肿瘤密度不均匀。CT 动态增强扫描显示，肾透明细胞癌呈典型的"快进快出"，强化很不均匀。

（2）肾嫌色细胞癌：肿瘤多位于肾髓质，呈膨胀性生长，表现为球形实质性肿瘤，瘤肾之间境界清楚光滑，如刀切样，常见假包膜。CT 平扫多数肿瘤密度较肾实质高，部分病灶内见星芒状瘢痕。无论肿瘤大小，肿瘤密度非常均匀，很少出现坏死、出血和囊性变。嫌色细胞癌为少血供肿瘤，皮髓交界期多数肿瘤表现为轻中度强化，强化程度多较肾髓质密度略低，但明显低于肾皮质。近 30% 肿瘤出现轮辐状强化。

（3）囊性肾癌：CT 多表现为均匀低或稍低密度、以液性密度为主的混杂密度，增强后因肿块分隔明显强化，呈"花瓣"状、"蜂窝"状及"分房"状。小囊性肾癌（<3cm）密度较均匀，大囊性肾癌（>3cm）密度多不均匀，可见坏死囊变及不规则增厚的分隔。囊壁增强后早期强化，囊壁厚薄不均，可有壁结节。囊性肾癌分隔常见，厚度多>1mm，与囊壁交界处可呈结节状增厚，CT 增强后可见明显强化，提示恶性病变可能。

（4）肾乳头状细胞癌：乳头状癌易囊变、坏死及出血，可能与肿瘤易形成囊腔结构和营养不良性坏死有关。病理显示肿瘤细胞构成多少不等的小管和乳头状结构，由乳头状生成的囊腔，而且常见大片囊变。肿瘤往往边界清楚、密度不均、多囊变坏死及增强，呈早期强化，开始呈轻～中度增强特点，门脉期和延迟期肿瘤退出变化不明显。

专家点评 • • • •

肾曲霉菌感染 CT 平扫大多为肾内低密度灶，增强动脉期大部分无强化或环形强化。单侧或双侧肾体积增大，多发或单发病灶，呈类圆形或片状，占位效应较轻，密度不均，平扫边界与肾实质常分界不清，增强扫描病灶总体强化程度较周围正常肾实质密度低，强化特点具一定特异性：脓肿壁厚薄不均并中等程度延迟强化，内壁呈"虫蚀"状改变。

（案例提供：上海市公共卫生临床中心，单飞　刘峰君）

（点评专家：上海市公共卫生临床中心，施裕新）

01章案例30

案例 30 ● ● ● ●

男性，31 岁，发热 6 天，腰腹疼痛 1 天

◆▷ **病例介绍**

病人，男性，31 岁。发热 6 天，腰腹疼痛 1 天。自测体温 39℃，伴排便性状改变，4 ~ 5 次/天，不成形，表面可见鲜血附着。实验室检查：流行性出血热（epidemic hemorrhagic fever，EHF）抗体 IgG 阳性，IgM 阳性。

◆▷ **影像学检查**

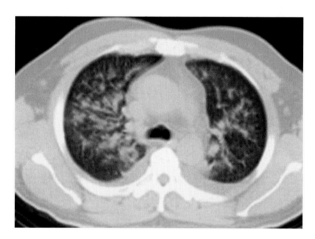

图 1-30　胸部 CT 扫描（流行性出血热并发肺出血、肺感染）
胸部 CT 示双肺多发絮状及斑片状高密度影，密度均匀，边界模糊，肺纹理增粗，双侧胸腔内少量液体

◆▷ **诊断要点与鉴别诊断**

1. 诊断要点　本病例的特点为中年男性病人，发热 6 天，腰腹疼痛 1 天。双肺见多发絮状及斑片状高密度影，密度均匀，边界模糊，肺纹理增粗，双侧胸腔内见少量液体。实验室检查：流行性出血热抗体 IgG 阳性，IgM 阳性。结合以上检查，可做出流行性出血热合并肺出血、肺感染的诊断。

2. 鉴别诊断　肺出血型钩端螺旋体病（PHL）：两病均是在同一季节流行的疫源性流行病，临床症状及影像学征象有很多相似之处。两者之影像鉴别要点：流行性出血热早期以肺充血为主，表现为血管增粗，呈网状影；肺门区阴影增大；肺水肿时则有粗网状，斑点状及小片状模糊影，典型者有"蝶翼"征，病变集中在肺内中带。PHL 早期肺内就有细小出血灶，呈粟粒样阴影，密集重叠，肺透亮度降低呈磨玻璃状改变，病变进展出血灶变大呈小片状、絮团状或片状，但斑片状影之间仍可见小点状阴影为其特征性表现。分布在肺外带呈密集增白状，内带相对透明与流行性出血热不同。

专家点评

　　流行性出血热属于病毒性出血热中的肾综合征出血热（hemorrhagic fever with renal syndrome, HFRS），是世界上分布最广、发病数量最多、危害最大的一种疾病。本病为自然疫源性疾病，鼠为主要传染源，潜伏期为4~46天，以2周多见。

　　本病可表现为3大主症和5期经过。3大主症：发热、出血、肾损害。典型病程有发热期、低血压休克期、少尿期、多尿期和恢复期的5期经过。①发热期：表现为发热、全身中毒症状、毛细血管损害、出血、肾损害等症状；②低血压休克期：发热期症状加剧，出现低血压休克自身的临床表现动态过程；③少尿期：尿毒症表现（"尿中毒"），酸碱平衡紊乱（"酸中毒"），水潴留、高血容量综合征（"水中毒"），电解质紊乱，出血加重；④多尿期：严重继发感染，营养障碍综合征，大出血，继发性休克；⑤恢复期：尿量逐渐恢复到<2000ml/d。

　　该病影像学无特异性表现，CT检查在临床应用最为广泛。肺部表现主要是肺水肿和肺出血，早期改变为间质性肺水肿，肺门血管影增粗，肺血管分支增粗、模糊，双肺可见斑点状或片状磨玻璃样阴影，分布可不均匀，两侧可不对称。进一步发展为肺泡性肺水肿，有斑片状及融合影像，并常合并肺出血，融合成片状。胸腔积液也较为常见。本病主要依靠临床特征性症状和体征、结合实验室检查、参考流行病学史来进行诊断。

参 考 文 献

[1] 林淦河,姜兆侯.流行性出血热的临床影像学分析.临床放射学杂志,2002,8(21):667-668.

[2] von RANKE F M, ZANETTI G, ESCUISSATO D L, et al. Pulmonary Leptospirosis With Diffuse Alveolar Hemorrhage: High-Resolution Computed Tomographic Findings in 16 Patients. J Comput Assist Tomogr. 2016, 40(1):91-95.

[3] 代丽茹,韩帮成,王福海,等.肾综合征出血热合并自发性肾出血、肺出血的CT诊断1例.中国医学影像技术,2015,19(3):313.

[4] 那民,石爱军,孙剑,等.流行性出血热的CT表现.中国临床医学影像杂志,2006,17(6):321-323.

（案例提供：哈尔滨医科大学附属第一医院,吕哲昊　刘丽丽）

（点评专家：哈尔滨医科大学附属第二医院,刘白鹭）

案例31 •••

男性，29岁，发热12天，腰腹疼痛3周

◆ 病例介绍

病人，男性，29岁。发热12天，腰腹疼痛3周。自测体温最高38.6℃，伴排便性状改变2～3次/天，不成形，表面偶见鲜血附着。流行性出血热抗体IgG阳性，IgM阳性。

◆ 影像学检查

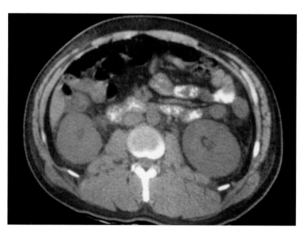

图1-31 腹部CT扫描（流行性出血热并发肾脏损害）
腹部CT示双肾实质明显增厚肿大，肾周脂肪略模糊，肾后筋膜增厚

◆ 诊断要点与鉴别诊断

1. 诊断要点 本病例的特点为中年男性病人，发热12天，腰腹疼痛3周，伴排便性状改变，表面偶见鲜血附着。腹部CT平扫示双肾实质明显增厚肿大，肾周脂肪略模糊，可见肾后筋膜增厚。实验室检查流行性出血热抗体IgG阳性、IgM阳性。结合以上检查，可做出流行性出血热合并肾脏损害的诊断。

2. 鉴别诊断

（1）急性胰腺炎：汉坦病毒可以侵入胰腺组织，导致胰腺组织变性坏死，血清淀粉酶、脂肪酶持续升高，急性胰腺炎为汉坦病毒侵入胰腺引起的胰腺损伤所致，是流行性出血热临床表现的一部分。胰腺炎在CT上多表现为胰腺肿胀，胰腺实质密度减低，结构模糊，胰周渗出积液，重者实质内可见出血灶。流行性出血热并发胰腺炎的诊断主要依据为病人出现上腹痛，血清脂肪酶、淀粉酶需达正常上限值3倍以上。流行性出血热并发胰腺炎的诊断不能单凭CT表现，还需紧密结合临床表现及实验室检查。流行性出血热并发胰腺炎的胰腺功能损伤与原发病的病情进程及轻重相一致。

（2）急性肾衰竭：本病肾脏改变主要是急性肾衰竭，在CT影像上主要与重症肾小球肾炎及尿路梗阻引起的急性肾衰竭相鉴别。重症肾炎早期多有水肿、高血压伴明显血尿等表现，二者与本病为全身多脏器损伤，伴有鼻出血、全身瘀斑等表现不同，一般不难做出诊断。

专家点评 ● ● ●

流行性出血热病毒最常累及肾脏，早期即可出现改变，由于血管内皮细胞免疫性损伤使组织液渗出、水肿，肾间质高度充血，致肾脏体积肿大，肾周间隙内脂肪组织密度增高。肾破裂出血的原因：由于病毒感染易形成血栓，导致肾静脉、肾小静脉阻塞，在阻塞部位近侧毛细血管扩张及血管内压上升，导致小血管破裂出血。CT检查因其密度分辨力高，能鉴别液体的性质，对疾病早期合并出血及恢复期血肿吸收情况有较高的临床价值。

肾脏改变表现为双肾体积增大，肾实质增厚，肾盂体积减小，肾盏显示不清，肾周和肾旁间隙消失，肾周水肿积液导致脂肪密度增高，出现混杂密度条纹影。肾周出血常为肾包膜下出血，显示肾外缘半月形异常密度，新鲜出血为高密度。腹水常见。

本病主要依靠临床特征性症状和体征结合实验室检查，参考流行病学史进行诊断。

参 考 文 献

[1] 戴小平,彭德昌,汪建辉,等.肾综合征出血热的腹部CT表现.放射学实践,2014,29(1):69-72.
[2] 杨军妍,宗嵘,张鹏.肾综合征出血热多脏器损害的螺旋CT诊断.中国医学影像学杂志,2009,17(9):339-342.

（案例提供：哈尔滨医科大学附属第一医院，吕哲昊　陈婷婷）

（点评专家：哈尔滨医科大学附属第二医院，刘白鹭）

01章案例32

案例 32 • • •

男性，10 岁，发热、头痛 5 天伴惊厥 4 天

◆▶ 病例介绍

病人，男性，10 岁。5 天前无明显诱因下出现高热，伴畏寒、寒战、头痛。4 天前出现惊厥。查体：脑膜刺激征阳性，神志不清，浅昏迷状态，双下肢可见陈旧性蚊虫叮咬瘢痕。未接种乙型脑炎病毒疫苗。实验室检查：血常规检查为 WBC 23.3×10^9/L，NEUT 0.844×10^9/L。脑脊液常规：外观清亮，白细胞计数 27×10^6/L，潘氏试验弱阳性，糖半定量>2.28mmol/L，蛋白定量 0.58g/L；单纯疱疹病毒抗体 IgM 阴性。

◆▶ 影像学检查

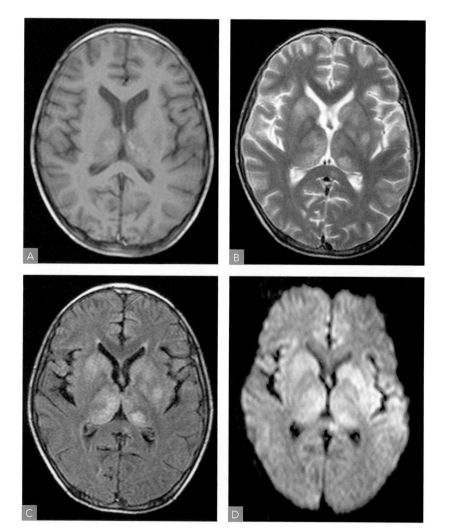

图 1-32　头颅 MRI 扫描（流行性乙型脑炎）

A. 头颅 MRI 示双侧基底节、丘脑及胼胝体压部信号异常，呈对称性分布；T_1WI 上呈斑片状稍低信号，内可见斑点状稍高信号；B. T_2WI 上病灶呈高信号；C. T_2 FLAIR 呈高信号；D. DWI 呈高信号

◆▶ **诊断要点与鉴别诊断**

1. 诊断要点 本病例的特点为男性患儿,未接种乙型脑炎病毒疫苗,有蚊虫叮咬史,夏季急性起病,高热、头痛伴惊厥,并有意识障碍。颅脑 MRI 平扫显示双侧基底节、丘脑、大脑脚、胼胝体压部对称性信号异常,T₁WI 上呈斑片状稍低信号,内可见斑点状稍高信号,T₂WI 上呈高信号,T₂ FLAIR 呈高信号,DWI 亦呈高信号。

2. 鉴别诊断

(1)肝豆状核变性:双侧豆状核、大脑导水管周围灰质及大脑脚的异常信号。肝脏可有脂肪沉积、肝硬化等不同表现。

(2)多发性硬化:多为中青年人,病灶主要位于侧脑室周围及深部脑白质,呈非对称性,增强扫描活动期可有明显强化。

(3)单纯疱疹病毒性脑炎:一侧或两侧起病,多为非对称性,最常侵犯颞叶及额叶底面,随着病变进展往往向其他边缘系统及皮质下白质发展。

专家点评 ● ● ● ●

流行性乙型脑炎(乙脑)由乙型脑炎病毒引起,是以脑实质炎症为主的中枢神经系统急性传染病。本病经蚊传播,多见于 10 岁以下儿童,主要临床表现为高热起病,继而出现头痛(多为阵发性)、意识障碍、呕吐(非喷射性)、抽搐、肌张力增高等神经系统症状及体征。成人乙脑病人临床表现不典型,可有帕金森综合征表现。乙脑病毒具有嗜神经性,可引起脑实质广泛病变,最常见于丘脑、中脑和基底节,亦可累及大脑皮质、小脑、脑桥甚至脊髓。CT 上表现为脑内单发或多发低密度灶,多为对称性,病变早期可见脑组织肿胀,晚期可见脑软化、脑萎缩改变。MRI 较 CT 敏感,能清晰显示病变形态及范围:典型表现为两侧丘脑、中脑或基底节区对称性病灶,多呈长 T₁ 长 T₂ 信号;急性期,DWI 具有更高的敏感性,随着病程的延长,敏感性下降,而 FLAIR 不管是在发病的急性期,还是在恢复期,都具有较高的敏感性,呈高信号;增强扫描大多无强化,少数可有不规则点片状强化,或伴脑膜强化。

乙脑需与发生于丘脑、基底节及中脑区的其他病变相鉴别,包括血管性病变(基底动脉尖综合征、静脉窦血栓)、中毒性脑病(CO 中毒等)、遗传代谢性疾病(Leigh 病等)、Wilson 病、Wernicke 脑病、大脑胶质瘤病等,这些病变虽不同程度累及丘脑、基底节或中脑,但很少同时累及双侧丘脑及中脑黑质,而且临床也可帮助鉴别。另外,单纯疱疹病毒性脑炎虽与乙脑临床症状相似,但前者常先累及单侧或双侧颞叶内侧,随着病变进展往往向其他边缘系统及皮质下白质发展,根据发病部位可与乙脑鉴别。

(案例提供:温州医科大学附属第一医院,杨运俊)

(点评专家:温州医科大学附属第一医院,杨运俊)

案例 **33** · · · ·

女性，4 岁，头痛 1 天，发热 2 天，惊厥发作伴嗜睡 1 天

◆▶ **病例介绍**

病人，女性，4 岁。头痛 1 天，发热 2 天，惊厥发作伴嗜睡 1 天。流行性乙型脑炎 IgM 阳性。

◆▶ **影像学检查**

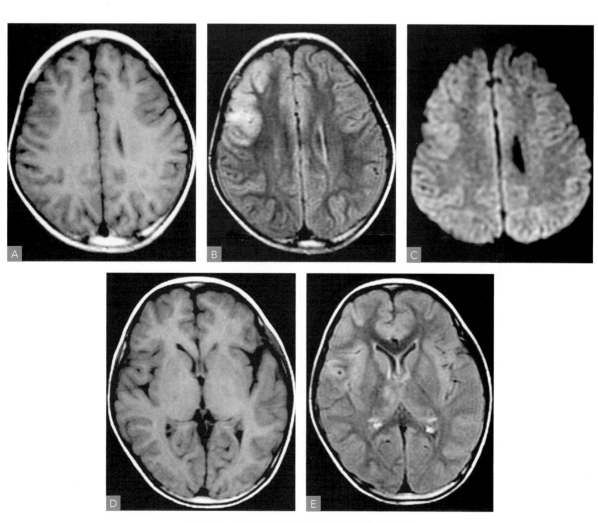

图1-33　头颅 MRI 扫描（流行性乙型脑炎）

A～C. 头颅 MRI 示右侧额叶部分脑回水肿增厚，呈等 T_1 高 T_2 信号，DWI 呈高信号；D、E. 两侧丘脑不均匀小斑状等 T_1 高 T_2 信号

◆▶ **诊断要点与鉴别诊断**

1. 诊断要点　本例患儿的特点为 4 岁女性,头痛 1 天,发热 2 天,惊厥发作伴嗜睡 1 天,流行性乙型脑炎 IgM 阳性。MRI 表现特点为两侧丘脑不均匀小斑状等 T_1 高 T_2 信号,右侧额叶部分脑回水肿增厚,呈等 T_1 高 T_2 信号,DWI 呈高信号。

2. 鉴别诊断

(1) 线粒体脑病:本病临床症状多以头痛、呕吐、智力障碍、肌力异常、症状进行性加重为表现。虽然该疾病也好发于丘脑,但其 MRI 表现多样,有一定的特点。病灶多发或单发,新旧病灶并存,随访发现病灶形态及部位多变;好发于顶枕叶、颞叶的脑皮质及皮质下区,灰、白质界线欠清,与脑动脉供血区无关联;旧病灶局部脑组织以萎缩为主要表现,皮质变薄,脑沟增宽,极少出现软化灶;卒中样发作时临床表现与脑梗死相似,但病灶的范围、分布与脑动脉供血区不一致。

(2) 肝豆状核变性:是一种少见的常染色体隐性遗传性疾病。多表现为震颤、肌张力增高等锥体外系症状和精神症状。该疾病实验室检查可见血清铜蓝蛋白、血清总铜量降低及血清游离铜和尿铜排泄量增加。病灶部位多见于基底节,其次为丘脑、脑干和齿状核。病变位于基底节时,又以壳核最为多见。脑内病灶往往是对称性的,但是两侧病变损害程度可有所不同。病灶在 T_1WI 上呈低信号或稍低信号,质子密度像和 T_2WI 呈高信号。当游离铜在脑组织中沉积量逐渐增多(病变部位铁的沉积量也随之增多),这些重金属可以在局部造成磁力线扭曲而成磁场梯度,在磁共振成像时造成局部去相位、信号丢失。此时的 MRI 上,病灶表现为 T_1WI 和 T_2WI 均为低信号。当局部磁场梯度和脑组织的病理变化同时存在时,可在 T_2WI 上呈高、低混杂信号。

专家点评 ● ● ● ●

流行性乙型脑炎为人兽共患疾病,传染源主要是猪,主要通过蚊虫叮咬而传播,人群普遍易感。主要侵犯 10 岁以下儿童,男性发病率高于女性。流行性乙型脑炎具有病毒性脑炎一般特征,可表现为发热、惊厥、意识障碍、运动障碍、认知功能损害等,是目前最常见的一种流行性脑炎。流行性乙型脑炎病人中丘脑受累者,占 94% ~ 100%,基底节受累者占 35%,中脑受损者占 58%,脑桥、小脑及脑皮质受累均有报道。大脑脚、端脑实质及脑膜也有受累。主要病理改变为:①脑血管改变和炎症反应,血管内皮细胞损害,早期主要为细胞毒性水肿,逐渐演变为以血管源性水肿为主,形成淋巴细胞套;②病毒在神经细胞内不断增殖,继发神经细胞肿胀,严重者出现细胞不可逆性损伤;③病变后期,神经组织局灶性液化溶解后形成大小不等的软化灶;④局部胶质细胞增生,小胶质细胞呈弥漫性或局灶性增生,增生的胶质细胞可聚集成群,形成胶质细胞结节。CT 表现为双侧基底节-丘脑区斑片状低密度灶或伴有其他脑叶内低密度灶,重症病人可表现为弥漫性脑水肿,恢复期病人可出现病变区软化灶及脑积水。在 MRI 上,病灶早期或病理变化轻微时,在 T_1 FLAIR 或 T_2WI 上均难以显示病灶。合并有出血时,多表现为点状或小片状高信号。在 DWI 上,早期病灶因为细胞毒性水肿的存在而表现为高信号,后期病灶以血管源性水肿为主,多呈等或低信号。T_2 FLAIR 主要显示病灶中的结合水成分,无论病灶处于细胞毒性水肿或血管源性水肿,在 T_2 FLAIR 上多呈高信号,而且在较长时间内保持这种信号特点。本例患儿来自农村,发病于流行性乙型脑炎流行季节。脑部主要以两侧丘脑和额叶脑回受累,病变处水肿和肿胀明显,基本为同一时期的急性病变。因此,诊断并不困难。

（案例提供:重庆医科大学附属儿童医院,高思婕）

（点评专家:重庆医科大学附属儿童医院,徐晔）

案例 34 ● ● ● ●

女性，43 岁，反复发热 6 天，阴道出血 1 天

◆▶ **病例介绍**

    病人,女性,43 岁。反复发热 6 天,阴道出血 1 天。头晕、头痛、乏力、食欲缺乏,全身出现弥漫针尖样出血点、右侧腹股沟区大片瘀斑。既往体健,无基础疾病。实验室检查:白细胞、血小板计数减低;登革热抗体 IgM 阳性;登革病毒荧光 PCR 核酸 I 型阳性。

◆▶ **影像学检查**

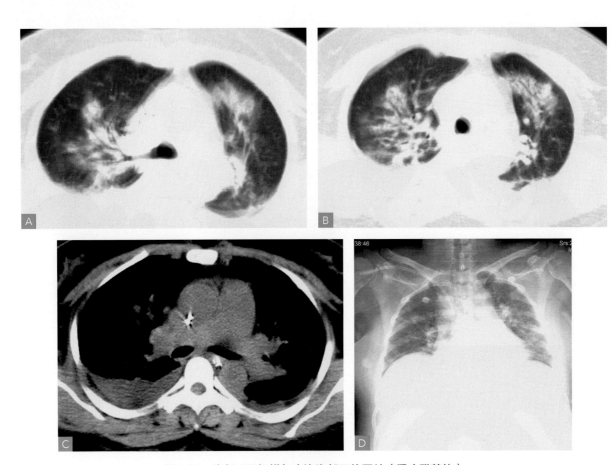

图 1-34　胸部 CT 扫描与床边胸部正位平片（重症登革热）

A、B. 胸部 CT 示双肺多发斑片状实变;C. 纵隔窗示双侧胸腔积液;D. 床边胸部正位片示双肺多发斑片状渗出影

◆▶ **诊断要点与鉴别诊断**

1. 诊断要点　本病例的特点为中老年女性病人,无肺部相关临床症状。CT 上表现为双肺多发斑

片状实变及双侧胸腔积液,X线胸片表现双肺多发斑片状渗出影。影像表现上无特异性,但结合流行病史、临床表现及实验室检查,可确诊为登革热(Dengue fever,DF)。

2. 鉴别诊断

(1)流行性感冒:鼻炎、鼻塞、咳嗽等上呼吸道症状明显,皮疹少见,无出血倾向及血小板减少。

(2)基孔肯雅热:发热、关节痛、皮疹、全身不适和白细胞减少症等症状与登革热相似,但对称性小关节炎是其特征,无明显血小板减少。

(3)疟疾:间歇发作性寒战、高热、大汗,贫血和脾大,发作周期有规律性,血液涂片发现疟原虫可确诊。

专家点评 ● ● ● ●

登革热是一种由登革病毒(Dengue virus,DenV)感染引起的急性传染性疾病,主要通过埃及伊蚊或白纹伊蚊叮咬传播,是全球范围内传播速度最快的虫媒传染病之一。登革热具有自限性疾病的特征,感染后其临床表现多种多样,可表现为轻型登革热、典型登革热及重症登革热。

本病例为重症登革热,普通登革热肺部影像学检查多无明显异常征象,重症病人最常见的胸部影像表现为胸腔积液及不同程度的肺部损害,肺部损害以磨玻璃样阴影、肺实变多见。

重症登革热虽然少见,但很多感染性和非感染性疾病都与重症登革热相似,并且缺乏特异性的影像表现,因此对不明原因急性发热的病人,应结合流行病学资料、临床特征和病原学检测进行鉴别。

(案例提供:广州市第八人民医院,胡天丽)

(点评专家:广州市第八人民医院,刘晋新)

案例 35 ● ● ●

女性，67 岁，反复发热 5 天

◆▶ **病例介绍**

病人，女性，67 岁。反复发热 5 天。头晕、头痛、乏力、食欲缺乏，剧烈腹痛，皮下出现片状瘀斑。既往体健，无基础疾病。实验室检查：白细胞、血小板计数减低；登革热抗体 IgM 阳性；登革病毒荧光 PCR 核酸 I 型阳性。

◆▶ **影像学检查**

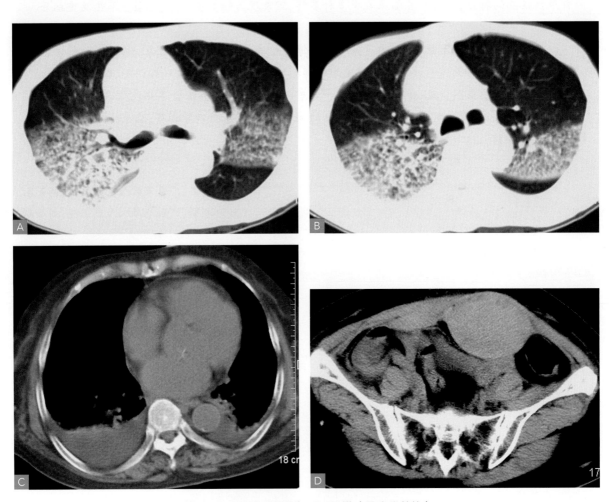

图 1-35　胸部 CT 及腹部 CT 扫描（重症登革热）

A、B. 胸部 CT 示双肺大片状实变；C. 纵隔窗示双侧胸腔积液；D. 腹部 CT 示双侧腹直肌血肿，左侧为著

◆ **诊断要点与鉴别诊断**

1. 诊断要点 本病例的特点为老年女性病人,无肺部相关临床症状。CT 上表现为双肺大片状实变及双侧胸腔积液,双侧腹直肌血肿。影像表现上无特异性,但结合流行病史、临床表现及实验室检查,可确诊为登革热。

2. 鉴别诊断

(1) 伤寒:持续高热 1 周以上,伴全身中毒症状、表情淡漠、相对缓脉,脾大、玫瑰疹为其临床特征,嗜酸性粒细胞减少或消失。血和骨髓培养液有伤寒杆菌生长。

(2) 麻疹:咳嗽、流涕、畏光、咽痛和结膜炎等卡他样症状。发热 3 天出现斑丘疹,首先见于耳后及头颈部,然后至躯干、四肢,Koplik 斑是其特征性表现。

(3) 黄热病:非洲和美洲流行,有发热期和中毒血症期,肝损伤、肾功能不全和中枢神经系统损伤可危及生命。

专家点评 ● ● ●

登革热主要通过媒介伊蚊叮咬吸血时感染及传播,然后登革病毒传染给人及动物,主要是雌性伊蚊叮咬了带有登革病毒的病人,病毒在蚊子体内迅速增殖,经过 8~12 天的潜伏期,再将病毒传播给健康人群。伊蚊感染后无症状,但可终身携带和传播病毒,并可经卵传播给后代,其中埃及伊蚊是传播能力最强的一种,白天叮咬人,是典型的嗜人血的"家蚊",而近年来我国登革热流行地区主要是通过白纹伊蚊叮咬引起。

本病例为重症登革热,主要表现为双肺大片状实变及双侧胸腔积液,并且本病例出现皮下瘀斑及血肿,出血倾向明显;登革病毒抗原与有 Fc 受体和病毒受体的血小板相结合,登革病毒抗体与血小板上的病毒抗原结合,产生血小板聚集、破坏,导致血小板减少,病人骨髓呈抑制状态,血小板生成减少,导致出血;实际工作中应结合病人流行病学资料、临床特征和病原学检测进行鉴别。

(案例提供:广州市第八人民医院,胡天丽)

(点评专家:广州市第八人民医院,刘晋新)

01章案例36

案例 36 ● ● ●

女性，53 岁，记忆力下降 2 个月，言语不能 10 天

◆▶ **病例介绍**

病人，女性，53 岁。记忆力下降 2 个月，言语不能 10 天，伴前胸、后背不适，双手抖动，走路缓慢，目光呆滞。

◆▶ **影像学检查**

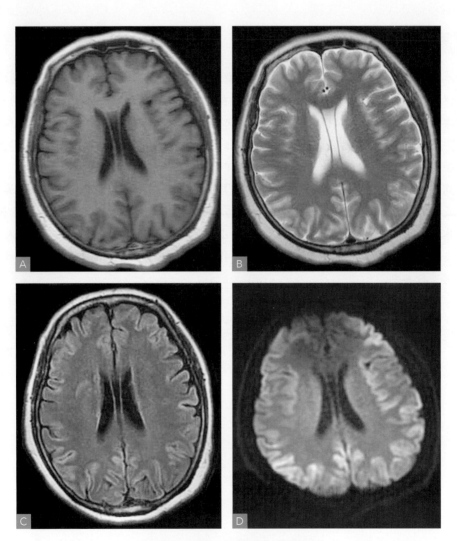

图 1-36　头颅 MRI 扫描（克-雅病）

A ~ C. 头颅 MRI 示双侧额顶叶脑回略肿胀，呈稍长 T$_1$ 稍长 T$_2$ 信号，T$_2$ FLAIR 呈稍高信号；

D. DWI 示额顶叶皮质呈脑回样高信号

◆》 **诊断要点与鉴别诊断**

1. 诊断要点　本病例的特点为中年女性病人,记忆力下降、言语不能。头颅 MRI 平扫示双侧额顶叶脑回略肿胀,呈稍长 T_1 稍长 T_2 信号,DWI 示额顶叶皮质呈脑回样高信号。

2. 鉴别诊断

(1) 病毒性脑炎:为病毒或其毒素所致,临床上发病前病人有上呼吸道感染史,常有发热、头痛等症状,病变区 T_1WI 表现为低信号,T_2WI 为高信号,可夹杂出血性信号,增强扫描可见局灶性、线样或脑回状强化,晚期出现脑软化、脑萎缩改变,还可发现钙化。

(2) 成人重度缺血缺氧性脑病:成人中该病多因心搏骤停、溺水或窒息导致的循环、呼吸系统衰竭而引起。DWI 早期表现与克-雅病(Creutzfeldt-Jakob disease,CJD) 危重病人类似。常规 FLAIR 及 T_2WI 主要表现为缺血缺氧发生后数小时到数天受累脑组织高信号及肿胀。受累严重部位主要为高代谢区域,如基底节、海马、大脑皮质(包括中央回)。克-雅病病人一般中央回不受累。

(3) 低血糖脑病:该病在成人常发生于糖尿病胰岛素使用过量的病人。脑实质受损主要累及皮质及深部核团,受损程度取决于低血糖严重程度及持续时间。影像表现主要有下面 3 种情况:①灰质受累为主,累及皮质、纹状体及海马等;②白质受累为主,累及侧脑室周围白质、内囊及胼胝体压部;③灰白质均受累。该病往往不易与克-雅病鉴别,生化检查结果有助于诊断。

(4) 自身免疫性脑病:病人通常表现为认知障碍、行为或人格改变、共济失调、癫痫及其他神经症状,往往与克-雅病表现不同。影像可表现为边缘性脑炎、小脑萎缩、纹状体脑炎、脑干脑炎及白质脑病。主要累及颞叶内侧及海马时,易于与克-雅病鉴别;而主要累及岛叶及前扣带回时,不易与克-雅病鉴别,因此怀疑自身免疫性脑病时需综合抗体检测及肿瘤检测来帮助诊断。

(5) 线粒体脑病:此类疾病脑部影像表现呈多样性,多数表现为深部核团及周围白质异常信号,磁共振波谱乳酸峰升高可提示该病。线粒体脑病伴乳酸酸中毒及卒中样发作综合征在头部表现为跨血供区域的多皮质病变,且易累及顶枕叶。

专家点评　● ● ● ●

1920 年欧洲神经病理学家 Alfons Maria Jakob 及 Hans Gerhard Creutzfeldt 分别报道了皮质纹状体脊髓变性相关的强直和渐进性痴呆病例,随后克-雅病的名字很快家喻户晓,成为一种新的朊蛋白病。由于该类疾病并不常见,且影像上与其他疾病存在重叠,因此为诊断及鉴别诊断带来一定难度。临床诊断标准:

(1) 进行性痴呆。

(2) 典型的脑电图改变。

(3) 脑脊液 14-3-3 蛋白阳性。

(4) 至少具有以下 4 种临床表现中的 2 种:①肌阵挛;②视觉或小脑障碍;③锥体/锥体外系功能异常;④无动性缄默。

(5) 临床病程短于 2 年。

本病典型的影像学表现:①局灶性或弥漫性、对称或非对称性累及大脑皮质、纹状体、基底节区及小脑皮质;②通常不累及中央回;③小脑萎缩。不典型的影像学表现:①中央回受

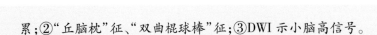

累;②"丘脑枕"征、"双曲棍球棒"征;③DWI 示小脑高信号。

本病有进行性痴呆、共济失调及肌阵挛的临床典型三联征表现,常规 MRI 可以提供更为全面清晰的脑组织病变信息,DWI 序列可以敏感地显示早期影像变化,是诊断本病必不可少的检查序列。

（案例提供:烟台毓璜顶医院,毛宁）

（点评专家:首都医科大学附属北京佑安医院,李宏军）

第二章

细菌感染性疾病

案例1 • • •

男性，37岁，咳嗽、咳痰、发热1个月

◆▶ **病例介绍**

病人，男性，37岁。咳嗽、咳痰、发热1个月，外院查胸片示左肺团状阴影，行抗感染治疗，症状无好转。实验室检查：WBC $6.44×10^9$/L，痰涂片未检出抗酸杆菌；结核免疫三项：结核蛋白特异性细胞296，结核多肽抗原细胞54；结核抗体弱阳性。行肺穿刺活检术，病理见干酪样坏死及结核样结节，考虑结核。

◆▶ **影像学检查**

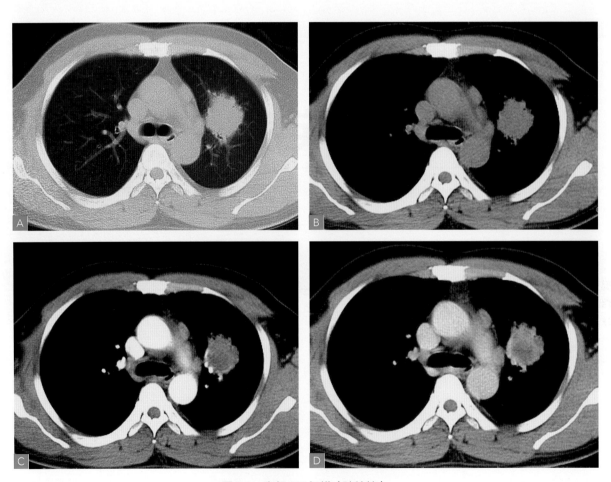

图2-1 胸部CT扫描（肺结核）

A. 胸部CT肺窗示左肺上叶结节状块影，大小约40cm×41cm×43cm，边缘毛糙，见短毛刺，周围见淡薄磨玻璃样阴影；B. 纵隔窗示块影密度不均匀，中心密度较低；C、D. 增强扫描示病灶动脉期、静脉期中心不强化，边缘强化较明显，CT值分别约56HU、62HU

◆▶ **诊断要点与鉴别诊断**

1. 诊断要点 本病例的特点为青年男性病人,结核免疫三项阳性,白细胞不高,抗炎疗效不佳。胸部 CT 扫描示左肺上叶孤立性肿块,边缘毛糙,未见钙化,周围无卫星灶,增强后边缘强化。

2. 鉴别诊断

(1)周围型肺癌:病灶呈分叶状,边缘毛刺征,钙化少见,周围无卫星灶,增强后强化程度超过 20HU,部分肺癌与结核球影像鉴别困难,需要结核相关检查及穿刺活检。

(2)肺部良性肿瘤:病灶边缘光滑,周围无卫星灶,增强后均匀或不均匀强化,不同良性肿瘤有各自特点,如硬化性血管瘤强化较明显,典型错构瘤有"爆米花"状钙化及脂肪密度区。

专家点评 ● ● ● ●

　　孤立性结核球在肺结核中发生率较低,常见于青、中年人,病理基础是纤维组织包裹的干酪坏死灶或增殖性结核灶,可呈分叶状,但浅而光滑,相邻胸膜可受牵拉、粘连。常见 CT 表现为光滑结节状块影,内部可有环形、弧形、点状钙化,周围见卫星灶,增强后以边缘环形强化为主。常需要与肺癌、肺良性肿瘤鉴别。肺癌除了有分叶征、毛刺征等影像学表现外,随访倍增时间为 20~400 天,而结核球很少增大,动态 CT 增强扫描中,肺癌时间密度曲线成缓慢持续升高型,且无明显下降,肺结核球则是成平坦型,形态低平。本病例为青年男性,有咳嗽和发热等,但白细胞不高,左上肺见团块影,抗炎后无效,结核免疫三项阳性,上述特点支持结核也得到病理证实,诊断为左肺结核球。然而也有诸多不支持之处,如无卫星灶,病灶亦无钙化,无胸膜改变也无淋巴结肿大。临床上应特别注意与肺肿瘤鉴别。结核相关实验室检查及肺穿刺活检对明确诊断非常重要。

参 考 文 献

[1] 刘士远,陈起航,吴宁. 实用胸部影像诊断学. 北京:人民军医出版社,2012.

[2] 林焕兴,李伟明,曾旋华,等. 结核球的影像诊断与鉴别诊断. 现代医用影像学,2011,20(2):79-80.

[3] 管恒星,文智. 周围型肺癌与结核球 CT 研究现状. 航天医学杂志,2014,25(9):1281-1282.

[4] TOTANAURNGOR J K,CHAOPOTONG S,TONGDE T,et al. Distinguishing small primary lung cancer from pulmonary tuberculoma using 64-slices multidetector CT. J Med Assoc Thai,2012,95(4):574-582.

(案例提供:深圳市第三人民医院,林春明)

(点评专家:深圳市第三人民医院,陆普选)

案例2 • • •

02章案例02

男性，50 岁，肺部阴影 2 天

◆▶ 病例介绍

病人，男性，50 岁。体检发现肺部阴影 2 天。稍咳嗽，咳白痰，偶有黄痰，量一般。既往糖尿病史 10 年。实验室检查：GSP 3. 14mmol/L，GLU 19. 03mmol/L。

◆▶ 影像学检查

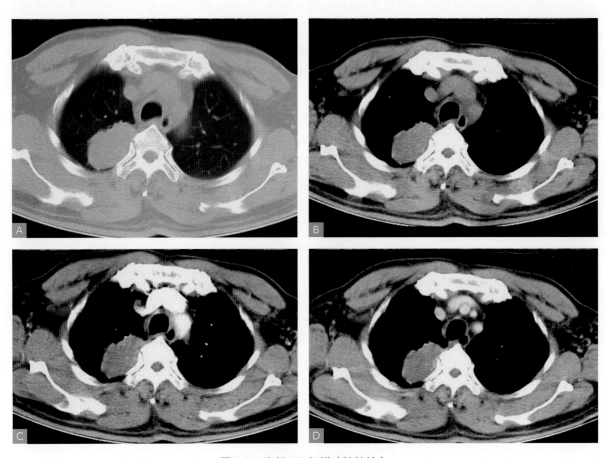

图 2-2 胸部 CT 扫描（肺结核）

A. 胸部 CT 肺窗示右肺上叶尖段胸膜下一类椭圆形软组织密度影，大小约 52mm×37mm；B. 纵隔窗示肿块内部密度均匀，CT 值约 36HU，边缘见斑点状钙化，边缘光整，未见明显分叶及毛刺，邻近骨质未见明显破坏；C. 增强扫描，血管期肿块 CT 值约 45HU；D. 肺实质期肿块 CT 值约 41HU，无明显强化

◆▶ 诊断要点与鉴别诊断

1. 诊断要点 本病例的特点为中老年男性病人，主要症状为稍咳嗽、咳白痰，偶有黄痰。CT 表现

为右肺上叶尖段边缘光滑的类椭圆形软组织肿块,密度较均匀,边缘见小结节状钙化,邻近骨质未见明显破坏,增强扫描病灶无明显强化,提示病灶内部缺乏血供。从本例临床特点及CT表现来说易于考虑为肺良性或低度恶性占位病变,术前诊断为"良性病变,低度恶性病变(类癌)待排"。因此,该病例术前做出结核的诊断是有一定难度的。

2. 鉴别诊断

(1) 节细胞神经瘤:由施万细胞、神经纤维、成熟的节细胞及黏液基质组成,通常发生于脊柱旁交感神经丛,好发于儿童及青少年。当黏液基质比例多时病灶CT密度较低,类似囊肿样密度,当节细胞及纤维成分多时病灶CT密度略增加,斑点状、针尖状钙化对节细胞神经瘤有诊断价值。CT增强扫描显示肿瘤在动脉期不强化或轻微强化、延迟后逐渐轻度强化是胸部节细胞神经瘤的特征性表现。

(2) 孤立性纤维瘤(SFT):大部分发生于胸膜,胸膜外少见。良性SFT为类圆形软组织肿块,有假包膜,边界清晰,少数呈分叶状;肿块较小时密度较均匀。肿块周围组织呈受压改变,浸润不明显。若肿瘤内出现不规则液化坏死区、不规则钙化及周围组织受侵时,要考虑恶性肿瘤的可能。增强扫描:较小的SFT呈均匀中度强化,巨大肿瘤呈轻度不均匀强化,内可见不规则坏死、囊变区,呈"地图"样强化;动态增强多呈持续强化或进行性延迟强化。

(3) 黏膜相关淋巴瘤:好发于中老年男性。影像表现多样,分为结节肿块型、肺炎或肺泡型(可跨肺叶生长)、混合型。伴随征象:支气管充气征、小叶间隔增厚、支气管壁增厚、血管造影征、胸腔积液。灌注征:在肺与纵隔相邻处紧贴纵隔生长,将肺与纵隔交界处完全充填。增强扫描呈中重度均匀强化。

(4) 肺尖癌:又称肺上沟瘤(Pancoast tumor),分为胸膜增厚型和团块型。肿瘤往往自上外向内下生长,边缘不规则,分叶征象常见,以小分叶为主。还可出现切迹、毛刺及空洞征。胸膜肿块形成是瘤体向周围直接侵犯的可靠征象,胸膜肥厚>5mm更有诊断价值。并可侵犯邻近的肋骨、椎体。增强表现为完全不均匀强化,边缘强化明显,并可见周边锁骨下动脉受压推移。

专家点评　● ● ● ●

　　不典型肺结核是指临床症状、实验室检查及影像学表现等不符合一般规律的肺结核,其原因包括结核细菌量、毒力大小、机体免疫力、抗生素不规范使用等。但是肺结核的病理学基础是不变的,基本病变仍然是渗出、增殖、纤维化、钙化及空洞等,因此肺结核的影像学特点仍是存在的。

　　不典型肺结核的影像学特征包括以下几方面内容。

　　(1) 部位不典型:5%继发性肺结核发病部位不典型,可单独位于上叶前段及下叶基底段,且好发于老年人、糖尿病病人。

　　(2) 形态学不典型:包括结节或肿块型、肺段或肺叶实变型、支气管内膜型、空洞型、肺门及纵隔淋巴结型等。其中结节或肿块型最常见,容易与肺癌混淆。直径>3cm的肺结核是结核瘤的一种特殊形态,是结核性肉芽肿伴中央部分干酪性坏死及周围上皮样组织细胞形成和胶原沉积。病灶常见表现为多边多角征、粗长毛刺、点状钙化、"新月"形空洞,周围有卫星灶、纤维条索灶影,与胸膜宽基底相连。病灶的强化特点由结核肉芽组织和干酪性坏死的含量与分布决定,可表现为蜂窝状强化、包膜样强化、周边强化、广泛强化和无强化5种。周围型肺癌常为中老年病人,常有吸烟及痰中带血史,病灶随机分布,深分叶、细短毛刺、血管集束征、空泡征、胸膜凹陷征等发生率高,少见钙化,合并阻塞性肺炎见于胸膜侧、不见于肺门侧,部分可见支气管截断、血管包埋征象。

参 考 文 献

[1] 闫卫强,白建军,井勇,等.胸部孤立性纤维瘤影像学表现及其病理基础.实用放射学杂志,2012,28(4):527-529.

[2] 吴伟本,俞同福.肺黏膜相关淋巴组织淋巴瘤的影像表现.实用放射学杂志,2014,30(4):620-622.

[3] 关玉宝,张卫东,何建行,等.胸部节细胞神经瘤的 CT 和 MRI 表现.中华放射学杂志,2011,45(12):1136-1138.

[4] 张志伟,刘孝勤,张建刚,等.不典型肺结核的 X 线及 CT 诊断.实用放射学杂志,2011,27(12):1820-1822.

[5] 田扬,赵卫,胡继红,等.结节或肿块型不典型肺结核的 CT 表现及误诊原因分析.实用放射学杂志,2014,30(8):1298-1301.

[6] 樊庆胜,李继亮,崔国强,等.球形肺炎的 CT 诊断与鉴别诊断.临床放射学杂志,2007,26(2):144-147.

[7] 苏毅,王乐乐,倪傲,等.螺旋 CT 扫描对周围型肺癌的诊断价值.临床肺科杂志,2012,17(5):897-899.

（案例提供:南昌大学第一附属医院,漆婉玲）

（点评专家:南昌大学第一附属医院,何玉麟）

案例3 ● ● ● ●

男性，76 岁，胸部 CT 检查发现左肺上叶小结节

◆◆ 病例介绍

病人，男性，76 岁。心脏搭桥术后，时常感觉前胸及后背痛 3 个月。外周血常规及肿瘤标志物检测未见明显异常。胸部 CT 检查发现左肺上叶小结节。PET/CT 见左肺上叶结节明显放射性核素摄取增高。行左上肺叶手术切除术后，病理考虑为结核。

◆◆ 影像学检查

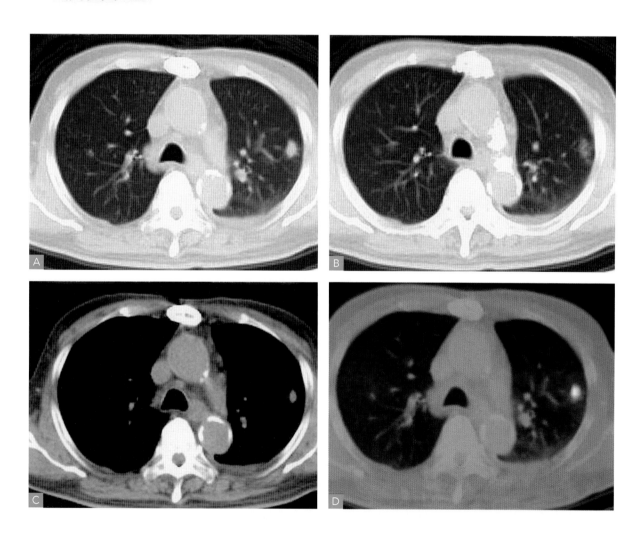

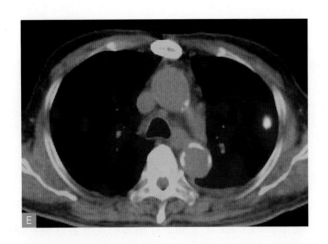

图2-3　胸部CT与PET/CT扫描（肺结核）
A、B. 胸部CT示左肺上叶尖后段结节状密度增高影,大小约0.8cm×1.0cm,呈明显分叶状改变,边缘不规则,可见长短不一毛刺影,并可见胸膜牵拉征,其周围未见明显卫星病灶;右肺上叶后段可见一小片状密度增高影,大小约0.5cm×0.4cm,边缘清晰。C. 纵隔窗示结节密度尚均匀,未见钙化,后胸膜局限性肥厚。D. E. PET/CT于左上肺可见结节状异常浓聚影,SUV$_{max}$为6.5,右肺上叶后段可见一小片状密度增高影,大小约0.5cm×0.4cm,边缘清晰,PET于相应部位未见异常浓聚影

◆ 诊断要点与鉴别诊断

1. 诊断要点　本病例的特点为老年男性病人,外周血常规及肿瘤标志物检测未见明显异常。胸部CT扫描显示于左肺上叶尖后段可见一大小约0.8cm×1.0cm的结节状密度增高影,呈明显分叶状改变,边缘不规则,未见钙化及空洞影,结节外周未见明显卫星灶。PET/CT于左肺可见结节状异常浓聚影,SUV$_{max}$为6.5,双侧肺门及纵隔内未见异常浓聚影及淋巴结肿大影。

2. 鉴别诊断

（1）周围型肺癌:病灶多呈深分叶状,毛刺粗短,钙化少见,伴有胸膜凹陷征、支气管截断征、空泡征、血管集束征等。CT增强后呈中等强化。PET/CT常显示放射性浓聚,SUV$_{max}$超过2.5时多提示恶性肿瘤。

（2）炎性假瘤:因其瘤体内组织类型多样,其影像表现常缺乏特异性。常见表现为边缘光滑锐利的类圆形或椭圆形结节,多发于肺叶周边,边界清楚,密度较均匀,有胸膜粘连征象,"桃尖"征被认为是其特征性改变。CT增强因瘤体内血管成分不同而强化不同。

专家点评 ● ● ● ●

继发性肺结核最容易出现不典型表现,常见的形式为结节或肿块型,病理常为以肉芽肿为主的增生性性结核病变。在影像上多表现为孤立的类圆形或不规则结节/肿块影,边缘常为浅分叶,细长毛刺,相邻胸膜可受牵拉、粘连,征象与肺癌近似,给鉴别诊断带来困难。

本病例为老年男性,左肺结节有明显分叶,边缘见长短不一毛刺影,并可见胸膜牵拉征,结节无钙化,周围未见明显卫星灶。PET于相应部位可见结节状异常浓聚影,SUV$_{max}$高达6.5,这些征象都支持周围型肺癌的诊断。但病灶发生于左肺上叶尖后段,为结核好发部位,且分叶较浅,毛刺较细、长短不一,无粗短毛刺,无支气管截断征、空泡征、血管集束征等征象。该结节主要为结核性肉芽肿,病灶内部炎性细胞大量活化,对能量的需求剧增,导致示踪剂摄取升高,致使PET/CT上良性病变SUV异常升高,呈现示踪剂的浓聚,因此,PET/CT表现为SUV$_{max}$>2.5提示恶性肿瘤的依据不可靠。

在临床上结核表现为PET/CT SUV$_{max}$增高,应注意肺恶性肿瘤与结核的鉴别,必须同时重视CT增强扫描,尤其是延时扫描,重点分析病灶的强化形式。肺结核病变常表现为不均匀强化伴多发性低密度区,而肺癌常表现为较均匀的完全强化,再结合分析病灶的形态特点,如深浅分叶,细粗毛刺,有无钙化、卫星灶、胸膜改变及淋巴结肿大等有助于两者的鉴别。

参 考 文 献

[1] 吕岩,周新华.肺结核影像学诊断进展.临床荟萃,2016,31(10):1067-1071.

[2] 田扬,赵卫,罗罡,等.结节或肿块型不典型肺结核25例CT征象分析.昆明医科大学学报,2014,35(6):71-75.

[3] 孙婷婷,庄谊,卢立国,等.肺结核行18F-FDG PET/CT误诊肺癌二例原因分析.临床误诊误治,2016,26(11):3-5.

（案例提供:深圳市慢性病防治中心,郑秋婷）

（点评专家:深圳市第三人民医院,陆普选）

案例4 • • •

男性，17岁，咳嗽、咳痰伴发热10天

◆▶ 病例介绍

病人，男性，17岁。10天前因着凉出现咳嗽、咳痰、发热，最高体温39.0℃。当地医院给予哌拉西林钠他唑巴坦钠、更昔洛韦抗感染，症状未见好转。实验室检查：T-SPOT阳性。

◆▶ 影像学检查

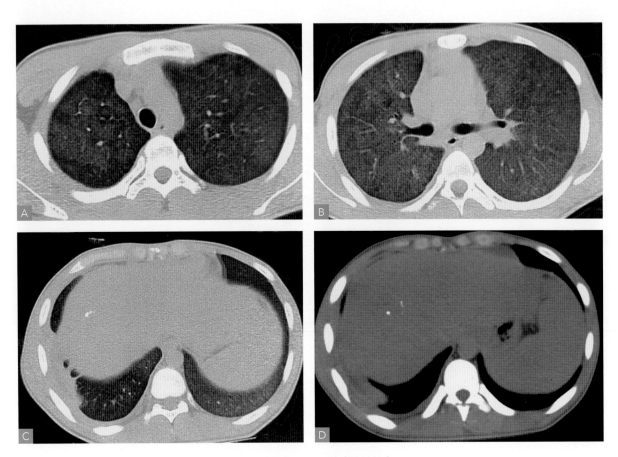

图2-4　胸部CT扫描（肺结核）

A、B. 胸部CT肺窗示胸廓欠对称，右侧相对塌陷，双肺弥漫磨玻璃样阴影，边界不清晰，其内小叶间隔增厚及小叶内细网织线影；C. 右下肺胸膜肥厚；D. 纵隔窗示右侧少量胸腔积液

◆▶ 诊断要点与鉴别诊断

1. 诊断要点　本病例的特点为青年男性病人，起病急，症状明显，经抗病毒及普通细菌治疗后无

明显缓解。CT上表现为双肺弥漫性磨玻璃密度影,小叶间隔增粗,但肺门及纵隔淋巴结肿大不明显,右侧胸膜明显肥厚并少量胸腔积液,另可见胸廓欠对称。本病容易考虑病毒性肺炎或支原体肺炎等诊断。

2.鉴别诊断

(1)病毒性肺炎:一般小儿发病率高于成人,好发于冬春季节,影像表现可见肺实质密度分布异常,即"马赛克"征,密度呈磨玻璃样阴影及实变,其内可见结节、微结节和"树芽"征,另可见小叶内间隔增厚,支气管和(或)细支气管壁增厚。

(2)支原体肺炎:以磨玻璃样阴影、实变、结节及支气管血管束增粗为主要影像学表现,单侧肺发病多于双侧,可合并支气管壁加厚、纵隔及肺门淋巴结肿大、胸腔积液等。

(3)结缔组织相关性肺炎:需要结合病史、实验室检查及影像学表现综合分析,必要时尚需活检分析,以双下肺为主分布的弥漫性病变,包括小叶及小叶内间隔增厚、磨玻璃样阴影、部分呈斑片影和蜂窝影。

专家点评

典型肺结核指起病缓慢,病程经过较长,有午后低热、乏力、盗汗、食欲减退、体重减轻等典型临床症状和体征,或者影像上有上叶尖、后段、下叶背段等好发部位呈渗出、增殖、干酪样病灶、纤维、钙化及空洞等典型表现。不典型肺结核病是指临床症状及体征、胸部影像学表现、临床经过等和典型肺结核病不相符的肺结核病;其影像表现多样,可表现为片状或多发斑片状实变、单发或多发结节,甚至间质性改变。

首诊出现以间质性改变为主的继发性肺结核,占全部继发性肺结核的7%左右。此类型肺结核好发于年轻病人,双肺(以双上肺为主)出现以多发间质性改变为主的病灶,不同于以往的渗出、增殖性肺结核。肺结核间质病变以小叶内间质异常为主,包括小叶内细网织线影、"树芽"征、微结节、磨玻璃样阴影等;另外在病变区内还可检出融合实变、气道壁增厚或伴支气管扩张、空洞和小叶间隔增厚等征象。小叶内细网织线影分布均匀、稠密,使小叶结构辨认不清。相对其他感染,结核更容易引起胸膜及胸廓改变,这也是诊断过程中应当考虑的因素。特别在多种治疗均无法缓解时,应当考虑到常见病的不典型表现。

参考文献

[1] 凌平,郑静,严冰,等.102例不典型肺结核的临床及CT影像表现分析.临床放射性学杂志,2014,33(7):1004-1007.

[2] 李琦,黄兴涛,柳彬,等.118例肺结核的不典型CT表现.重庆医学,2014,43(19):2478-2480.

[3] 喻昌利,那雪峰,王红阳.病毒性肺炎胸部CT特点分析.现代预防医学,2013,40(23):4464-465.

[4] LEE J Y,LEE K S,JUNG K J,et al. Pulmonary tuberculosis:CT and pathologic correlation. J Comput Assist Tomogr,2000,24(5):691-698.

[5] PENG S S,CHAN P C,CHANG Y C,et al. Computed tomography of children with pulmonary Mycobacterium tuberculosis infection. J Formos Med Assoc,2011,110(12):744-749.

［6］刘连荣,张雪君,程湘,等.肺间质改变为主的继发性肺结核的CT表现.实用放射学杂志,2014,30(2):219-222.

［7］伍建林,沈晶,徐凯,等.肺间质改变为主的继发性肺结核的CT诊断价值与疗效评价.中国防痨杂志,2013,34(4):207-211.

（案例提供：南昌大学第一附属医院,李志）

（点评专家：南昌大学第一附属医院,何玉麟）

案例5 • • • •

男性，47岁，腰痛伴低热2个月

◆▶ 病例介绍

病人，男性，47岁。腰痛伴低热2个月，无咳嗽咳痰，对症处理后缓解但反复发作。实验室检查：布鲁菌抗体阳性。病椎穿刺活检：炎性细菌感染。病人1年前曾养羊。

◆▶ 影像学检查

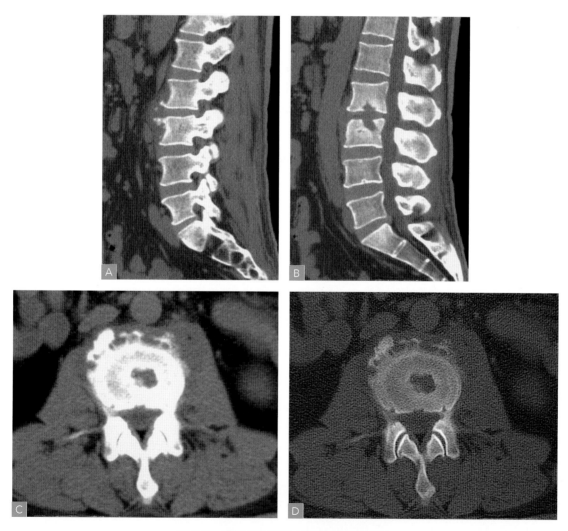

图2-5 腰椎CT扫描（布鲁菌性脊柱炎）

A、B. 腰椎CT示第2腰椎下缘、第3腰椎上缘骨质破坏，未见死骨，边缘硬化，第2、3腰椎前角唇样骨质增生，椎间隙稍窄；C、D. 椎体中央及边缘骨质破坏，中央病灶边缘硬化，椎体边缘新生骨赘和其间破坏灶构成"花边椎"，椎旁脓肿形成

◆▶ **诊断要点与鉴别诊断**

1. 诊断要点　本病例的特点为中年男性病人,腰痛伴发热,有养殖羊既往史,血中查到布鲁菌抗体。腰椎 CT 平扫显示腰椎上下缘类圆形骨质破坏,边缘硬化,相应椎体前角唇样骨质增生,椎间隙稍变窄,椎旁脓肿形成。

2. 鉴别诊断

(1) 脊柱结核:结核病灶内有粒状死骨,椎间隙变窄较明显,椎旁脓肿较明显。

(2) 化脓性脊柱炎:常见致病菌为金黄色葡萄球菌,多为中老年人、免疫缺陷者易发,起病相对急,全身中毒症状重;可有外周血白细胞计数明显增高。

专家点评 ● ● ● ●

　　布鲁菌病好发于牧区人群,病理为渗出、增生和肉芽肿形成,以破坏修复交替进行为特征。影像学分为Ⅰ～Ⅴ型:Ⅰ型,椎体炎型;Ⅱ型,椎间盘炎型;Ⅲ型,骨膜炎型;Ⅳ型,椎旁脓肿或腰大肌脓肿型;Ⅴ型,脊髓神经型。两型以上为复合型。主要影像学表现有椎体边缘破坏,边缘硬化,新生骨组织中有新破坏灶,有唇样骨赘、"花边椎"等表现,无死骨形成,椎间盘破坏轻,椎间隙可变窄,椎旁脓肿形成较少。早期的椎体感染骨质破坏轻,MRI 能显示骨髓水肿信号,而 CT 和 X 线难发现。本病例是以较为少见的椎旁脓肿型为主的复合型布鲁菌性脊柱炎,主要表现为"花边椎"和椎旁脓肿形成。本例应与脊柱结核鉴别,典型脊柱结核骨质破坏中有死骨,椎旁脓肿及椎间盘狭窄较布鲁菌性脊柱炎明显。但局灶性溶骨边缘硬化型的结核或结核修复期,有时与慢性布鲁菌性脊柱炎不易区分。结合临床表现、流行病学史及实验室检查可明确诊断。

(案例提供:深圳市第三人民医院,林春明)

(点评专家:深圳市第三人民医院,陆普选)

案例6 ● ● ●

男性，56 岁，腰痛伴左下肢疼痛半年，加重 2 个月

◆▶ **病例介绍**

病人，男性，56 岁。腰痛伴左下肢疼痛半年，加重 2 个月。查体：腰椎曲度减小，屈伸活动受限，第 1～3 腰椎棘突及棘突旁压痛阳性，叩击痛阳性。布鲁菌试验阳性。

◆▶ **影像学检查**

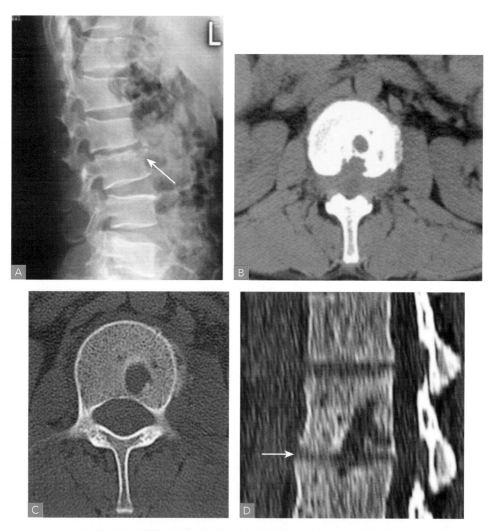

图2-6 腰椎X线侧位平片与CT扫描（布鲁菌性脊柱炎）

A. 腰椎X线侧位平片示腰椎多发楔形改变，第2～3腰椎椎间盘间隙明显变窄，第2腰椎体下缘及第3腰椎体上缘增生硬化唇样改变，前纵韧带骨化；B. 腰椎CT平扫软组织窗示第2腰椎体旁软组织明显不均匀增厚，脓肿形成，与椎体破坏区相连，形态不规则，脓肿压迫椎管，与腰大肌分界清晰；C. 骨窗示第2腰椎体边缘类圆形及小片状骨质破坏灶，边缘硬化，内未见死骨形成，椎体左缘骨膜增生肥厚钙化，形成唇状骨赘，新生骨赘加上其间的小破坏灶构成"花边椎"表现；D. MPR重组示第2～3腰椎椎间盘明显变窄，第2～3腰椎体骨质对称性破坏

◆▶▶ **诊断要点与鉴别诊断**

1. 诊断要点 本病例的特点为中老年男性病人,腰痛伴左下肢疼痛半年。腰椎 X 线侧位平片示腰椎多发楔形改变,第 2~3 腰椎间盘间隙明显变窄。腰椎 CT 平扫软组织窗示第 2 腰椎体旁软组织明显不均匀增厚,脓肿形成,脓肿压迫椎管,与腰大肌分界清晰。骨窗示第 2 腰椎体边缘类圆形及小片状骨质破坏灶,边缘硬化,内未见死骨形成,椎体左缘骨膜增生肥厚钙化。加之病人实验室检查布鲁菌试验阳性,对该病诊断可增添把握。

2. 鉴别诊断

(1) 脊柱结核:布鲁菌性脊柱炎和腰椎结核均有发热、多汗及腰背部疼痛,影像学表现均为受累椎体破坏,相邻椎间盘破坏,椎间隙变窄或消失,可有椎旁脓肿形成。但脊椎结核有结核感染的临床特征,多为午后低热、盗汗、乏力,腰腿痛表现不如布鲁菌病性脊柱炎明显,且多有肺结核病史;影像学多为 2 个或 2 个以上椎体同时受累,以椎体破坏和骨质疏松为主,常见受累椎体失去正常形态即塌陷,脊柱可见向后成角畸形,常见死骨及寒性脓肿(腰大肌脓肿),且脓肿内多可见钙化。而布鲁菌性脊柱炎以椎体破坏及硬化为主,破坏多局限于椎体边缘,破坏边缘见硬化边,其内可见新的破坏灶,无死骨形成,椎旁脓肿与腰大肌分界清晰。结合流行病学及实验室检查可做出鉴别诊断。

(2) 化脓性脊柱炎:病人持续高热,但非波浪热,腰背部剧烈疼痛,局部压痛与肌紧张,脊柱僵硬呈板状,白细胞总数高,红细胞沉降率增快,血培养阳性等可确诊。化脓性脊柱炎以腰椎受累多见,且受累脊椎多为轻微的骨质破坏,由于发病急骤,附件受累罕见。

专家点评 ●●●●

布鲁菌常侵袭脊柱引起脊柱炎,多数病人以腰痛就诊,布鲁菌病在我国以东北、内蒙古及西北农牧地区为主要疫区,流行于牧工、皮毛及肉食加工、兽医等有与病畜接触史者,该病流行区在发病高峰季节(春末夏初)可呈点状暴发流行。

大量布鲁菌经消化道、呼吸道黏膜及皮肤侵入人体,首先到达附近的淋巴结,突破淋巴防卫功能后进入血液循环,并不断释放内毒素,随之侵犯肝、脾、骨髓、关节等组织。此病变主要变化为渗出、增生、肉芽肿形成,3 种病理改变可以交替发生。

布鲁菌病脊柱炎的影像学表现主要包括:①骨改变:骨破坏多为 1~2 个椎体受累,病灶为直径 2~5mm 的多发圆形、类圆形或斑片状低密度灶,周边有明显的增生硬化带,甚至整个椎体密度普遍升高;破坏区多分布在椎体边缘,椎小关节亦可见类似改变。新生骨中可见新破坏灶,继续发展可累及半个甚至整个椎体,无死骨,此为布鲁菌病的特征性表现之一,可用于与脊柱结核鉴别。②椎间盘改变:椎体破坏均伴有相邻的椎间隙狭窄,椎间盘破坏,骨关节面增生、硬化。③椎旁脓肿(炎性渗出):椎旁软组织影与椎体破坏区相连,形态不规则,界线清楚,推压邻近的腰大肌。布鲁菌病性脊柱炎较少出现腰大肌脓肿。④骨膜改变:椎体骨膜肥厚,由中间向两侧膨出,使椎体呈不均匀密度增高,椎体边缘骨膜增生肥厚钙化,形成唇状骨赘,新生骨赘加上其间的破坏灶构成"花边椎"特征性表现,但钙化的骨膜和椎体间仍清晰可辨。相邻椎体骨赘连结形成椎体侧-侧融合。有时横突的骨膜表现为横突顶部帽状增厚。

参 考 文 献

［1］唐丽丽,刘白鹭,舒圣捷.布氏杆菌病性脊柱炎的影像学诊断.中国医学影像学杂志,2013,6(4):414-416.

［2］ GUPTA P, PRAKASH M, SHARMA N, et al. Computed tomography detection of clinically unsuspected skeletal tuberculosis. Clin Imaging,2015,39(6):1056-1060.

［3］赵晓丹,王飞飞,赵鸿飞.脊柱结核与化脓性脊柱炎 CT 鉴别诊断.实用放射学杂志,2015,31(4):621-624.

［4］MAGNUS K G,HOFFMAN E B. Pyogenic spondylitis and early tuberculous spondylitis in children:Differential diagnosis with standard radiographs and computed tomography. J Pediatr Orthop,2000,20(4):539-543.

（案例提供:哈尔滨医科大学附属第一医院,吕哲昊　陈婷婷）

（点评专家:哈尔滨医科大学附属第二医院,刘白鹭）

案例7 • • • •

男性，35岁，腰酸腰痛5个月，发热3个月余

◆▶ 病例介绍

病人，男性，35岁。畜牧业从业者（养羊）。腰酸腰痛5个月，发热3个月余。病人5个月前出现腰酸，当时无发热，后逐渐发展为持续性腰痛，范围较前扩大，无法弯腰及行走困难。3个月前出现发热，体温38~39℃，最高达40℃。实验室检查：ESR 42mm/h。

◆▶ 影像学检查

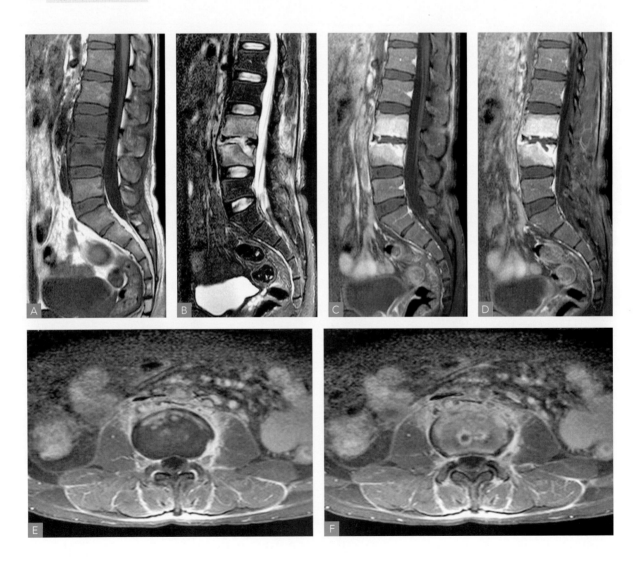

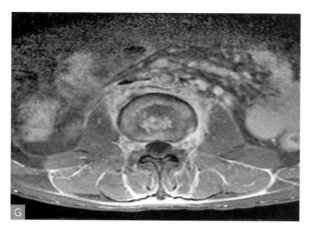
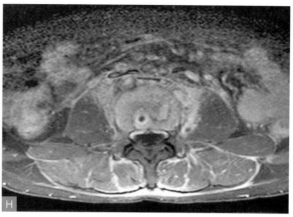

图2-7　腰椎MRI扫描（布鲁菌性脊柱炎）

A、B. 腰椎MRI平扫T₁WI、T₂WI抑脂（矢状位）示第3、4腰椎体异常信号，相邻终板见类似"许氏结节"影，椎体形态完整，椎间隙略狭窄；C、D. 腰椎MRI增强扫描（矢状位）示第3、4腰椎体明显强化，以邻近终板明显，椎体内未见明显类圆形骨质破坏区，椎体形态保持完整，椎体前缘可见脊前韧带增厚、强化；E～H. MRI增强扫描（横断位）示第3、4腰椎体前缘少许小脓肿

◆▶ **诊断要点与鉴别诊断**

1. 诊断要点　本病例的特点为成年男性、畜牧业从业者，腰酸伴发热，CPR明显升高。影像学表现为相邻椎体及椎间盘病变，病变以终板及椎间盘为中央向椎体扩展，呈弥漫强化信号，椎体形态保持未见椎体融合，椎间隙保持。椎旁软组织和椎间隙小脓肿伴前纵韧带炎性反应。该表现均符合布鲁菌性脊柱炎的影像学表现。

2. 鉴别诊断

（1）化脓性脊髓炎：易形成死骨；椎间盘破坏率高。病变弥漫，骨质破坏重，椎体正常形态破坏，易出现骨质缺损甚至后凸畸形；易出现椎旁脓肿，脓肿壁厚而不规则伴多发子灶。

（2）脊柱结核：腰腿痛不如布鲁菌病明显，多合并肺结核；2个及以上椎体受累，以骨质破坏和骨质疏松为主伴砂砾样死骨，病灶呈跳跃分布；常见椎体塌陷，脊椎骨性融合，向后成角畸形；腰大肌脓肿，多见钙化。

（3）脊柱转移瘤：骨质破坏无死骨，骨膜反应少见；可累及椎体附件；椎体压缩性骨折常见，但无椎体融合畸形；椎间隙常正常。

专家点评 ● ● ● ●

　　布鲁菌病最常侵犯脊柱及骨关节系统，布鲁菌性脊柱炎的主要特点：脊柱破坏趋势小，修复反应早且强。这一特征决定了影像学表现，但有时与脊柱结核仍然难以鉴别，所以询问病史是诊断此病的关键。

（案例提供：上海市公共卫生临床中心，单飞　叶雯）

（点评专家：上海市公共卫生临床中心，施裕新）

案例8 • • •

02章案例08

男性，51 岁，头痛 1 年余，全身关节疼痛、双下肢无力 8 个月

◆▶ 病例介绍

病人，男性，51 岁。头痛 1 年余，8 个月前出现全身关节肿痛，以双肩、腕、髋、膝及踝关节为主，腰部疼痛为甚，双下肢无力，辅助可行走。4 个月前下肢无力加重，辅助行走困难，借助轮椅活动。小便失禁。实验室检查：布鲁菌常规测定为 RBPT 阳性，SAT 1∶200；脑脊液：RBPT 阳性，SAT 1∶50；潘氏球蛋白定性试验阳性；脑脊液生化测定：IgG 0.315g/L，IgM 0.005g/L，白蛋白 108.00mg/dl，氯化物 107.00mmol/L，葡萄糖 2.24mmol/L；脑脊液培养：未培养出布鲁菌。

◆▶ 影像学检查

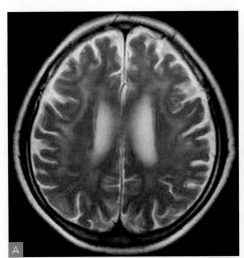
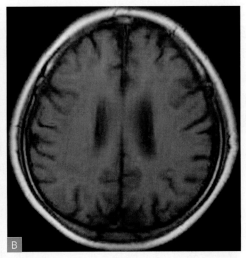
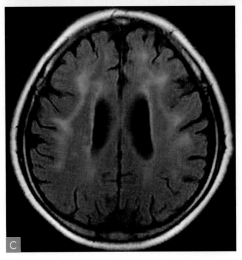

图 2-8 头颅 MRI 扫描（神经型布鲁菌病）
A、B. 头颅 MRI 示弥漫性、对称性周围灰白质（以大脑弓状纤维素为主）呈稍长 T_1 长 T_2 信号；C. FLAIR 序列示上述病灶呈高信号的脱髓鞘改变

◆▶ **诊断要点与鉴别诊断**

1. 诊断要点 本病例为布鲁菌病病人,临床表现为头痛、全身关节疼痛、双下肢无力等症状,MRI 检查提示以脑白质脱髓鞘改变为主,通过在脑脊液中检测到特异性布鲁菌抗体而确诊。

2. 鉴别诊断

(1)多发性硬化:好发于中青年,女性稍多。病灶主要位于侧脑室周围及深部脑白质,多垂直于侧脑室及胼胝体,此征象称为"直角脱髓鞘"征,活动期增强后多发性硬化斑块可明显异常强化,病程常以缓解与复发交替为特征。

(2)急性播散型脑脊髓炎:任何年龄均可发病,好发于儿童及青壮年,为脑与脊髓的广泛的炎症-脱髓鞘反应,以白质中小静脉周围区的髓鞘脱失为特征,MRI 扫描 T_1WI 呈低信号,T_2WI 表现为弥漫多发的高信号,以双侧侧脑室周围显著,病变周围有水肿,诊断常需要结合临床及实验室检查。

专家点评 ● ● ● ●

布鲁菌病神经系统并发症较少见,大约3%的病例有中枢神经系统的受累,脑膜脑炎和脑膜炎是最常见的并发症;心内膜炎所致血栓,可导致急性大面积脑梗死,是死亡原因之一。布鲁菌引发脑膜炎可以是急性或慢性,一般通常发生在病程的后期,脑脊液检查结果:通常是蛋白质含量升高,血糖浓度正常或偏低,以淋巴细胞为主。很少从脑脊液中培养出布鲁菌,但可因在脑脊液和血清中检测到特异性抗体而确诊。

CT 表现为基底池变窄或消失,脊髓肿胀,脑积水,如果累及脑实质,可见小片状低密度影;增强后,见脑膜轻微强化,形成脑脓肿时,可以见到较厚的脓肿壁强化。颅脑 CT 血管造影(CTA)可见动脉粗细不均,个别甚至有中断现象;MRI 亦表现为基底池变窄或消失,脊髓肿胀,脑积水,累及脑及脊髓实质,可见小片状长 T_2 信号,部分呈脱髓鞘改变;增强后,脑膜轻微增厚强化,发生脑脓肿时,DWI 序列呈明显高信号,增强后可见较厚的环形壁强化。

参 考 文 献

[1] 矫黎东,王宪玲,袁泉,等. 神经型布氏杆菌病6例临床分析. 北京医学,2015,37(5):412-414.

[2] AL-SOUS M W,BOHLEGA S,AL-KAWI M Z,et al. Neurobrucellosis:clinical and neuroimaging correlation. AJNR Am J Neuroradiol,2004,25(3):395-401.

(案例提供:新疆维吾尔自治区第六人民医院,王艳)

(点评专家:新疆维吾尔自治区第六人民医院,杨豫新)

案例9 ● ● ●

女性，63 岁，腰骶部疼痛伴活动受限、乏力、盗汗 20 天

◆▶ **病例介绍**

病人，女性，63 岁。腰骶部疼痛伴活动受限，乏力、盗汗 20 天。活动、受凉后疼痛加重，休息后可缓解，呈持续性针刺状疼痛，伴发热、以夜间为著，体温在 39℃ 左右。家中饲养牛羊，有家畜密切接触史。实验室检查：布鲁菌测定为 RBPT 阳性，SAT 1∶200；ESR 60mm/h；IL-6 12.31pg/ml；结核抗体阴性。

◆▶ **影像学检查**

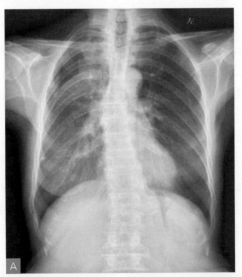

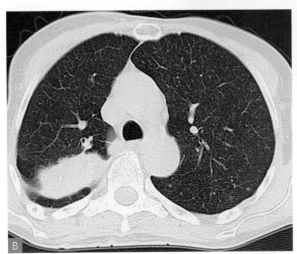

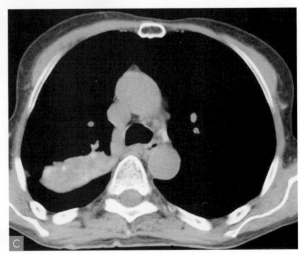

图 2-9　胸部正位片和 CT 扫描（布鲁菌性肺炎）

A. X 线胸片示右上肺可见条片状密度增影，双侧肺野散在钙化灶；B. 胸部 CT 肺窗示右肺上叶尖后段致密团片影，形态较规整，双肺散在小结节；C. 纵隔窗示其内多发结节状及小片状钙化，纵隔内见钙化淋巴结

◆◆ **诊断要点与鉴别诊断**

1. 诊断要点 本病例病人有家畜密切接触史,实验室检查结果提示布鲁菌病,结合 CT 表现可做出诊断。

2. 鉴别诊断

(1)肺结核及非特异性肺炎:影像学表现较难区别,可结合临床症状、流行病学史及相关实验室检查加以区分

(2)肿瘤:病灶形态不规则,边缘见分叶、毛刺等,进展快,较少伴有关节游走性疼痛及发热,或仅有低热,可出现转移。

专家点评 ● ● ● ●

布鲁菌病呼吸系统感染较少见,有研究表明呼吸系统布鲁菌病发生率不超过 1% ~5%。吸入感染动物的气溶胶及伴随菌血症传播是肺部布鲁菌病的主要传播途径。布鲁菌病在肺部表现无特异性,常常与肿瘤、结核及肺部慢性炎症难以鉴别。肺部并发症有肺门及气管旁淋巴结肿大、间质性肺炎、支气管肺炎、肺脓肿、肺结节及肉芽肿形成、胸腔积液和脓胸。影像表现为肺部多发结节,周围可见纤维索条,肺门及气管旁淋巴结肿大常见,为慢性炎症所致。间质性肺炎、支气管肺炎、肺脓肿少见。

参 考 文 献

ZHANG T,WANG C,NIU R,et al. Pulmonary brucellosis on FDG PET/CT. Clin Nucl Med,2014,39(2):222-223.

(案例提供:新疆维吾尔自治区第六人民医院,王艳)

(点评专家:新疆维吾尔自治区第六人民医院,杨豫新)

案例10 • • •

男性，26 岁，间断关节疼痛、睾丸肿痛 2 个月，发热 15 天

◆▶ **病例介绍**

病人，男性，26 岁。间断关节疼痛、睾丸肿痛 2 个月，发热 15 天。发热呈不规则型，最高体温 40℃，伴颈部、左肩关节、腰部疼痛，乏力，劳累后疼痛加重。自己饲养羊，有与家畜的密切接触史。实验室检查：布鲁菌常规测定为 RBPT 阳性，SAT 1∶400；结核感染 T 淋巴细胞检测正常。

◆▶ **影像学检查**

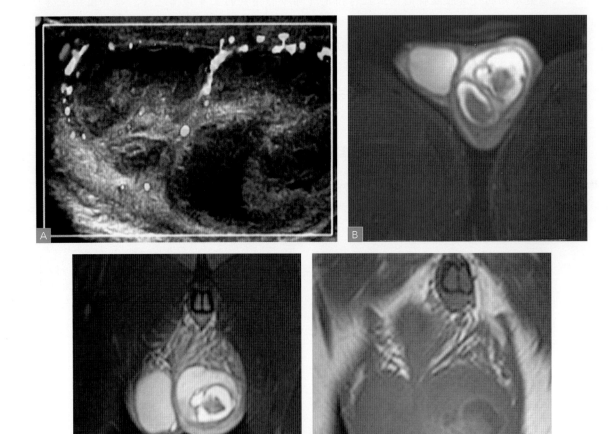

图 2-10　睾丸超声与 MRI 扫描（布鲁菌性睾丸炎）
A. 超声示左侧睾丸增大，内探及多个不规则无回声区，部分之间相通，其内透声差，见细密光点移动，CDFI 示病变区无明显血流信号；B～D. MRI 示左侧睾丸体积增大，实质多发不规则长 T_1 长 T_2 信号，边缘可见等信号包膜，形成脓肿

◆◇ **诊断要点与鉴别诊断**

1. 诊断要点 布鲁菌性睾丸炎呈弥漫性改变,局部形成脓肿,囊壁较厚,超声及 MRI 检查(DWI)有助于诊断。阴囊内积液通常为浆液性液体,内多发纤维分隔。

2. 鉴别诊断

(1) 睾丸结核:睾丸肿大,疼痛明显,质地稍硬光滑,伴有输精管增厚时,可触及结节,呈串珠样改变,肿大的睾丸可与阴囊粘连形成寒性脓肿,脓肿破溃流后,可形成窦道。

(2) 非特异性睾丸附睾炎:睾丸及附睾体积肿大,多双侧发生,其内回声呈均匀性减低。

(3) 坏死性睾丸肿瘤:亦可形成坏死灶,不易鉴别,但结合病人临床病史及相关实验室检查有利于区分。

专家点评 ● ● ● ●

布鲁菌病泌尿生殖系统发病率较高,在男性病人中,睾丸炎及附睾炎是最常见的并发症,发病率为2%~10%,以一侧睾丸受累为主要表现,前列腺、肾脏也可受累。布鲁菌性睾丸炎呈弥漫性改变,局部形成脓肿,囊壁较厚,超声及 MRI 检查(DWI)有助于诊断。在女性,可以并发盆腔脓肿和输卵管炎。妊娠期间感染布鲁菌病可导致流产或宫内传染给胎儿,因此,妊娠期间,及时诊断和治疗布鲁菌病,可增加胎儿的存活率。

参 考 文 献

[1] PETIK B. A very rare complication of brucellosis. Int Braz J Urol,2016,42(5):1037-1040.

[2] 刘巍,陈伟,白冰. 布氏杆菌性与非特异性睾丸附睾炎超声表现对比研究. 中国临床医学影像杂志,2014,25(1):62-64.

(案例提供:新疆维吾尔自治区第六人民医院,王艳)

(点评专家:新疆维吾尔自治区第六人民医院,杨豫新)

案例11 • • •

女性，77 岁，发热、咳嗽、咳痰 18 天，胸闷 10 天

◆▶ **病例介绍**

病人，女性，77 岁。18 天前受凉后发热，热峰 39.0℃，伴咳嗽、咳少量黄脓痰，胸闷 10 天。实验室检查：WBC $12.7×10^9$/L，ESR 41mm/h；尿酸 103μmol/L，碱性磷酸酶 109U/L；总蛋白 54g/L，白蛋白 27g/L。穿刺病理结果示慢性炎症。莫西沙星、环丙沙星等氟喹诺酮类治疗后病情较前好转。

◆▶ **影像学检查**

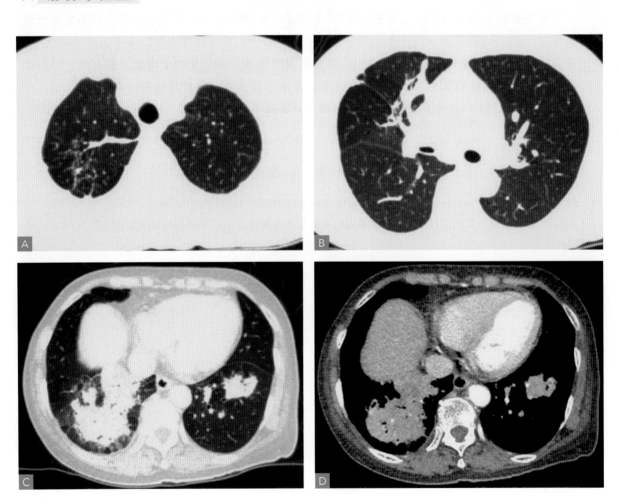

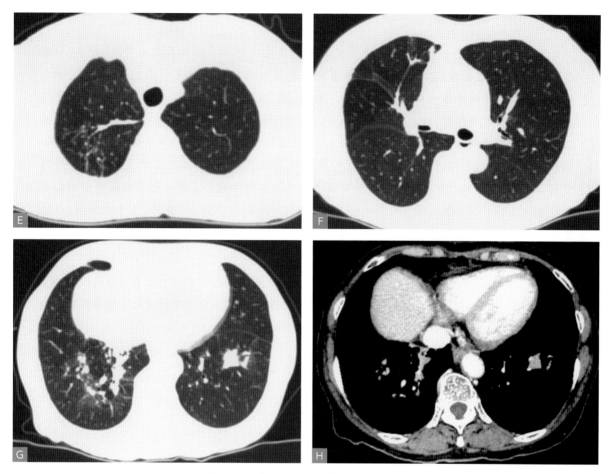

图 2-11　胸部 CT 扫描（军团菌肺炎）

A ~ C. 胸部 CT 示右肺上叶尖段索条状高密度影,其内见结节状钙化;右肺上中叶见片状、索条状、粟粒状高密度影;双肺下叶见结节影。D. 增强扫描,部分病灶见斑点状强化。E ~ H. 治疗后复查,上述病灶范围均有缩小

◆▶ 诊断要点与鉴别诊断

1. 诊断要点　本病例的特点为老年女性病人,发热、咳嗽,一般抗生素治疗无效。胸部 CT 平扫显示右肺上中叶、双肺下叶高密度影,有斑片状、索条状、粟粒状,无明显特异征象。

2. 鉴别诊断

（1）肺结核:多有全身中毒症状,如午后低热、盗汗。X 线胸片见病变多在肺尖或锁骨上下,密度不匀,消散缓慢,且可形成空洞或肺内播散。痰中可找到结核分枝杆菌。一般抗菌治疗无效。

（2）肺癌:多无急性感染中毒症状,可痰中带血,年龄较大,不同类型的肺癌 CT 可有典型表现。

（3）急性肺脓肿:咳出大量脓臭痰为肺脓肿的特征。X 线可见脓腔及气-液平面。

（4）肺血栓栓塞症:多有静脉血栓的危险因素。X 线胸片示区域性肺血管纹理减少,有时可见尖端指向肺门的楔形阴影。动脉血气分析常见低氧血症及低碳酸血症。

专家点评

　　军团菌病是肺炎为主要表现的多系统损害的急性传染病。临床表现为寒战、发热、咳嗽等,抗生素治疗常无效,实验室检查结果出来的晚且敏感性低。影像学虽无特异征象,但X线胸片可表现为双肺各叶均可受累,以中下肺多,病变可跨叶侵犯、多叶分布,发病早期可为单侧弥散小斑片状阴影,以后病变发展融合成大片阴影或形成空洞,也有出现胸膜受侵致胸腔积液。少数病例仅可见肺纹理增多、紊乱,甚至无阳性发现。老年病人伴发肺间质纤维化,病灶呈多样性,进展慢。胸部CT还可见空气支气管征、肺门及纵隔内无肿大淋巴结及胸膜侵犯、微渗出等病灶。氨基糖苷类与头孢菌素类对该病无疗效。大环内酯类或氟喹诺酮类是最常用的药物。但军团菌肺炎诊断有困难时,可用排除法与肺结核、肺癌、急性肺脓肿、非感染性肺部疾病相鉴别。

（案例提供：郑州大学第一附属医院,夏琬君）

（点评专家：首都医科大学附属北京佑安医院,李宏军）

02章案例12

案例12 ● ● ●

男性，25岁，头痛，发热，咳嗽4天

◆▶ **病例介绍**

病人，男性，25岁。头痛，发热，最高体温39.2℃，咳嗽4天，伴有全身肌肉酸痛。密切接触者10人类似发作史。实验室检查：WBC 4.7×10⁹/L，NEUT% 0.479%，LY% 0.376%，MON% 0.101%；CRP 13.74mg/L；AST/ALT 0.88；MP-IgM 阴性，CAT 阴性。ESR 66mm/h，咽拭子PCR衣原体阳性。

◆▶ **影像学检查**

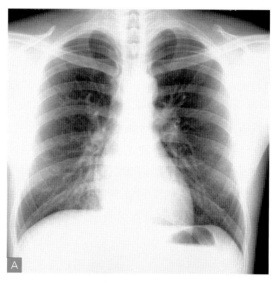

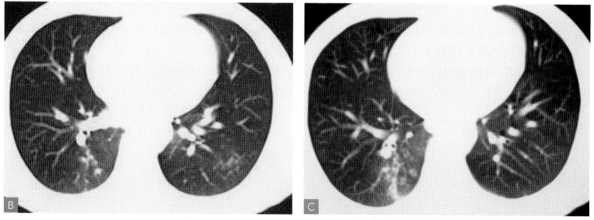

图2-12　胸部正位平片与CT扫描（衣原体肺炎）

A. X线胸片示右肺下野心膈角区片状模糊影；B. 胸部CT示双肺下叶后段腺泡结节影；C. 右下肺结节及磨玻璃样阴影

◆▶ 诊断要点与鉴别诊断

1. 诊断要点 衣原体肺炎的特点为急性或亚急性发病,出现发热、头痛、全身肌肉酸痛、干咳、声音嘶哑、咽痛等类似感冒样症状,并有暴发流行趋势。白细胞总数及分类正常,咽拭子肺炎衣原体PCR 阳性;X 线表现为病变单发或多发点状、片絮状边缘模糊阴影;CT 表现为单发或多发的腺泡结节阴影;病变没有游走性特征,对大环内酯类药物疗效显著,多数病人病变 2 周内可完全吸收。

2. 鉴别诊断

(1)严重急性呼吸器官综合征(SARS):本病与 SARS 发病者均有相似的密切接触史。但 SARS起病急,短期内病变进展迅速并持续性加重。肺部影像改变明显,呈不同程度的片状、斑片状浸润性阴影或网状改变;病变具有游走性。肺部阴影吸收消散较慢。白细胞总数不升或降低;淋巴细胞减少。SARS IgM 或 IgG 阳性,血液、呼吸道分泌物及粪便等标本 PCR SARS-CoV RNA 阳性有助于鉴别诊断。抗菌药物治疗无明显效果。

(2)人禽流感:本病早期与衣原体肺炎表现较为相似,具有明显流行病接触史。但禽流感发病急、进展快,迅速出现全身多器官功能不全或衰竭,肺部改变比衣原体肺炎明显,双肺多叶呈小片状、片状密实阴影,伴有单侧或双侧胸腔积液。

专家点评 ● ● ● ●

　　衣原体肺炎是由肺炎衣原体引起的下呼吸道和肺部感染性疾病,通过血清流行病学检测,在家庭、农村、学生和军队中有暴发流行的报告。衣原体肺炎要表现为急性或亚急性发病,出现发热、干咳等类似感冒样症状。白细胞总数及分类正常;影像学特点为病变单发或多发点状、片絮状边缘模糊阴影和腺泡结节阴影,病变没有游走性特征。临床上主要与 SARS和人禽流感鉴别,SARS 和人禽流感均有明显的流行病学史,短期内病变进展迅速,以多发磨玻璃样阴影和片状实变为主,确诊需要依靠病原学检查。

参 考 文 献

[1] MIGLIORINI L,CANOCCHI V,ZANELLI G,et al. Outbreak and persistence of Chlamydia pneumoniae infection in an Italian family. Infez Med,2003,11(3):157-160.

[2] 施毅,夏锡荣,宋勇,等.肺炎衣原体急性呼吸道感染的临床研究.中华结核和呼吸杂志,1998,21(5):280-283.

[3] Lu P X,Zhou B P. Diagnostic imaging of emerging infectious diseases. Netherlands:Springer,2015.

（案例提供:深圳市第三人民医院,马钦华）

（点评专家:深圳市第三人民医院,陆普选）

02章案例13

案例 13 • • •

女性，10 岁，发现左侧腋窝包块半个月，左胸锁关节上方皮下包块 1 周

◆▶ 病例介绍

病人，女性，10 岁。发现左侧腋窝包块半个月，左侧胸锁关节上方皮下包块 1 周，自觉稍疼痛，压痛，局部无红肿，无寒战、发热。专科检查：左侧腋窝、胸骨切迹偏左侧可触及包块，腋窝包块约鹌鹑蛋大小，胸骨切迹上约 1.5cm×1.5cm 大小；包块均位于皮下，活动可，边界清楚，稍压痛，无波动感，局部皮肤无红肿。病人家养有猫，病人喜欢与猫接触。既往无特殊病史。实验室检查：WBC 10.44×10^9/L。

◆▶ 影像学检查

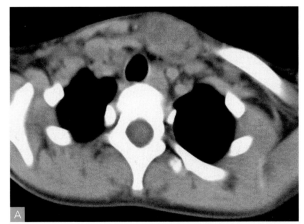

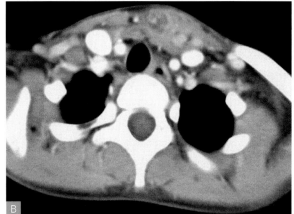

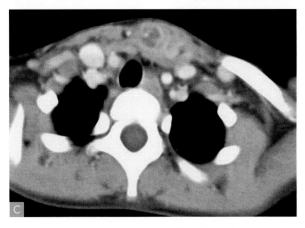

图 2-13　胸部 CT 扫描（猫抓病）

A. 左侧胸锁关节上方胸壁皮下多发淋巴结肿大、融合，呈团块状改变；B、C. 增强扫描示肿大的淋巴结呈不均匀性、环状强化，其内见大小不等的坏死液化区域

◆▶ 诊断要点与鉴别诊断

1. 诊断要点　本案例的特点为青少年女性病人,发现左侧腋窝包块半个月,左侧胸锁关节上方皮下包块1周,压痛。CT表现为左侧胸锁关节上方胸壁皮下可见多发淋巴结肿大,部分融合,呈团块状改变,病变边界大部分较清晰,部分区域边界模糊;增强扫描呈不均匀性强化,其内可见大小不等的坏死液化区域,呈环状强化。结合病人喜欢与猫接触的病史,CT平扫和增强检查可对该病例进行定位及定性诊断。

2. 鉴别诊断

(1) 淋巴瘤:指原发于淋巴结或淋巴组织的恶性肿瘤,临床以无痛性、进行性淋巴结肿大为主要表现。发病年龄高峰在30~40岁。CT主要表现为多发淋巴结肿大,大小不等,边界较清,累及一个或多个颈部分区,密度均匀,增强扫描呈轻度或中度均匀强化,一般情况下其内未见坏死液化区域。

(2) 淋巴结结核:指发生于淋巴结的结核病,临床常伴有低热、盗汗等结核中毒症状。根据分型,其CT表现为:Ⅰ型,平扫为均匀的软组织影,增强后呈较明显均匀强化;Ⅱ型,平扫病变中心可见低密度坏死区,增强扫描边缘呈环状强化,其周围脂肪间隙存在;Ⅲ型,平扫表现为多发中心低密度区,增强后边缘环状强化,其周围脂肪间隙消失;Ⅳ型,为肿大的淋巴结中心软化,病变相互融合呈团块状影。淋巴结结核与猫抓病较难鉴别,但结合其典型临床表现及实验室检查可鉴别。

(3) 淋巴结转移癌:多数发病年龄较大,有原发肿瘤,尤其是头颈部原发肿瘤病史,转移淋巴结多发于上颈部,CT多表现为边缘强化及中央低密度,坏死液化区域形状不规则,不呈典型的环状强化。

专家点评 ● ● ● ●

猫抓病是由汉赛巴通体感染所致。其病原体主要通过猫等家畜的接触或抓、咬破皮肤所引起。典型临床特征为原发性皮肤损害、淋巴结肿大,一般为良性自限性。但少数病人可出现严重全身性损害,如肉芽肿性肝炎、肝脾大、神经炎及脑膜脑炎等,整个病程为1~4个月。典型的CT表现主要呈边缘欠清晰的分叶状肿块,周围皮下软组织水肿,肿块边缘有强化,中央呈坏死、液化的低密度影,提示有脓肿形成。病理学检查镜下见肿块为增大的淋巴结,部分被中心坏死性肉芽肿、栅栏状上皮细胞群、多核巨细胞、淋巴细胞碎屑所代替的淋巴结所构成。

猫抓病虽非少见病,但能及时明确诊断的不多,特别是以颈部肿块为首发症状的病例。可能的原因是对病史询问不够详细。猫抓病约4周才出现淋巴结肿大,此时皮肤伤口已愈合,病人不大可能主动提供猫抓伤病史或家中养猫史。如经治医师缺乏浅表淋巴结肿大,有可能源于猫抓病的概念,很可能不会去询问是否有猫犬接触史,从而导致误诊。

(案例提供:川北医学院附属医院,陈天武)

(点评专家:首都医科大学附属北京佑安医院,李宏军)

02章案例14

案例 14 • • •

女性，4 岁，发热、咳嗽 6 天，腹痛、腹泻 5 天

◆▶ **病例介绍**

　　病人，女性，4 岁。因"发热、咳嗽 6 天，腹痛、腹泻 5 天"入院。患儿 6 天前出现无诱因发热，伴畏寒、寒战，无抽搐。患儿 5 天前出现阵发性脐周腹痛，伴有腹泻，大便呈黄色稀水样或稀糊状。体格检查发现颈、腋下及腹股沟淋巴结可扪及直径 0.5cm 大小淋巴结。实验室检查：大便培养提示鼠伤寒沙门菌。腹部超声提示肝大，肝门、胰头及肠系膜周围淋巴结显示。胃肠道超声提示部分肠壁水肿增厚，以左中上腹较明显。

◆▶ **影像学检查**

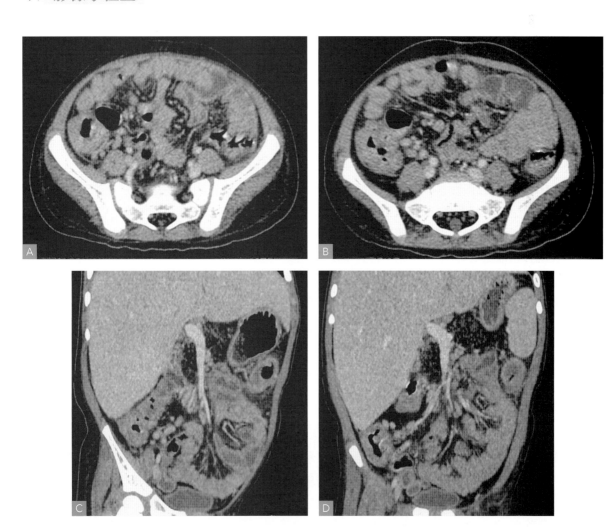

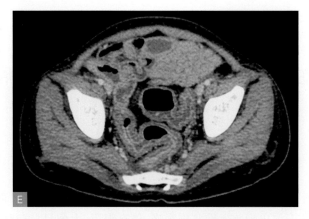

图 2-14　腹部 CT 扫描（沙门菌肠炎）

A ~ E. 腹部 CT 增强扫描,静脉期示肝脏体积增大;结肠管壁增厚,盲肠、升结肠和乙状结肠管壁增厚呈分层状,管腔狭窄,横结肠周围脂肪间隙模糊,回盲部周围淋巴结增多、增大(箭)

◆▶ **诊断要点与鉴别诊断**

1. 诊断要点　本病例的特点为学龄前期儿童,临床表现为发热、咳嗽、腹痛、腹泻。颈、腋下及腹股沟淋巴结可扪及直径 0.5cm 大小淋巴结。大便培养提示鼠伤寒沙门菌。腹部超声提示肝大,肝门、胰头及肠系膜周围淋巴结显示。胃肠道超声提示部分肠壁水肿增厚,以左中上腹较明显。腹部 CT 主要表现为肝大,盲肠、升结肠管壁增厚,回盲部周围淋巴结增多、增大,横结肠周围网膜炎症。

2. 鉴别诊断

(1) 肠结核:多见于中青年,好发于回盲部,临床表现为右下腹或脐周间歇性腹痛、腹泻、便秘、腹部肿块等,可分为溃疡性、增生性、混合型。该疾病可有长期不规则低热、盗汗、消瘦、贫血、乏力等全身症状。OT 实验呈强阳性、T-SPOT 阳性有助于诊断。溃疡型 X 线钡剂造影表现为"激惹"征;增生型表现为肠黏膜呈结节状改变,肠腔狭窄,肠段缩短变形,回肠和盲肠的正常角度消失。CT 多表现为肠壁环形增厚,少数见盲肠内侧偏心性增厚,回盲瓣增厚,可呈肠道跳跃性改变,增强后呈均匀强化。两者临床表现有相似之处,但根据病原学检查可以鉴别。

(2) 伤寒:由伤寒杆菌引起的伤寒肠道病变主要累及回肠下段的淋巴组织,结合典型临床表现、肥达试验阳性,或从组织或排泄物中分离到伤寒杆菌可确定诊断。

(3) 其他细菌或病毒性肠炎:痢疾杆菌、轮状病毒等均可引起类似改变,临床表现与本病有相似之处,借助典型的临床表现和粪便的病原学、免疫学检查,诊断不难。

专家点评 ● ● ● ●

　　鼠伤寒沙门菌肠炎(简称鼠伤寒)是鼠伤寒沙门菌引起的急性传染病。感染主要通过受污染的食物传播。鼠伤寒全年均可发生,夏秋季发病率高,可散发,也可暴发。婴幼儿易受感染。鼠伤寒沙门菌为侵袭性细菌,主要侵犯回肠和结肠,也可侵犯整个胃肠道。病理改变主要累及结肠,抑制水、电解质吸收。临床表现可分为 4 型,即胃肠炎型、败血症型、肺炎型和无症状带菌型,其中以胃肠炎型较常见。该疾病主要表现为高热、精神萎靡、厌食、恶心、呕吐、腹痛、腹泻。外周血的细胞大多增高、中性粒细胞增高；大便可见白细胞、红细胞；大便培养鼠伤寒杆菌阳性，为确诊鼠伤寒的主要依据。影像学上表现为肠炎和肠周围炎，虽缺乏特征性，但有助于评价病损的严重程度。本病例 CT 表现为结肠管壁普遍增厚，增强后呈分层状，管腔狭窄，管壁周围脂肪模糊伴引流淋巴结肿大。由伤寒杆菌引起的伤寒肠道病变主要累及回肠下段的淋巴组织，结合典型临床表现、肥达试验阳性，或从组织或排泌物中分离到伤寒杆菌可确定诊断。肠结核多累及回盲部和升结肠，临床呈慢性病变特点，可出现便秘、腹泻交替现象，影像学上肠壁病变多局限于回肠下段和近段结肠，且呈不同时期病变特点，与本病的急性同一时期肠病迥异。其他如细菌性痢疾、轮状病毒等引起的肠炎影像表现与此相仿，可借助典型的临床表现和粪便的病原学、免疫学检查，获得诊断。

（案例提供：重庆医科大学附属儿童医院，高思婕）

（点评专家：重庆医科大学附属儿童医院，徐晔）

02章案例15

案例 15 • • •

男性，58 岁，右肺上叶类三角形混杂密度灶，伴散在气体密度

◆▶ **病例介绍**

病人，男性，58 岁。反复咳嗽、咳痰伴痰中带血、右侧胸闷不适 8 个月余。实验室检查：CRP 6.16mg/L；ESR 29mm/h；T-SPOT. TB 抗原 A（ESAT-6）20。

◆▶ **影像学检查**

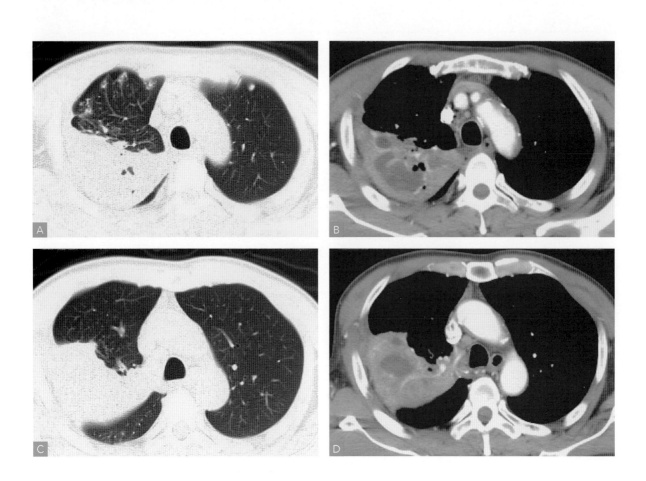

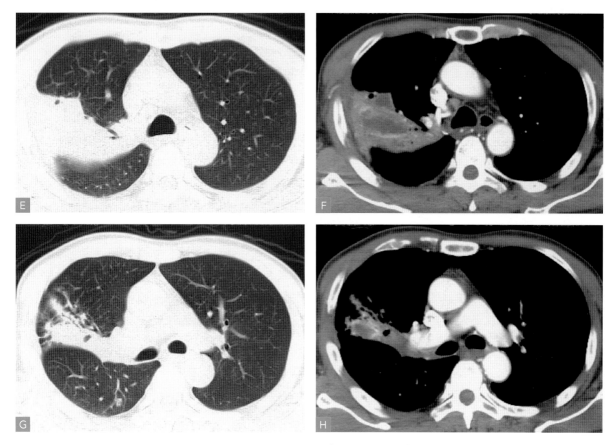

图2-15 胸部CT扫描（肺放线菌感染）

A～H. 胸部CT示右肺上叶后段类三角形实变,内部见斑片低密度坏死区,周围少许散在小圆形气体密度影。邻近胸膜增厚,未见明显骨质破坏,增强后病灶实性成分中度均匀强化,肺门及纵隔淋巴结肿大

◆▶ **诊断要点与鉴别诊断**

1. 诊断要点

（1）临床上,中老年男性病人,反复咳嗽、咳痰伴痰中带血8个月余。ESR、CRP升高,T-SPOT A抗原阳性。

（2）CT上,右肺上叶实变,内部密度不均、可见低密度坏死区及悬浮的小圆形气体样低密度影,邻近胸膜增厚,肋骨未见骨质破坏。增强后病灶实性成分中等程度均匀强化,内部穿行血管走行及形态正常,肺门未见肿块,纵隔可见稍肿大淋巴结(4R及10R组)。

2. 鉴别诊断

（1）浸润型肺结核:多位于上叶尖、后段,常伴有钙化灶、纤维条索及卫星灶;空洞壁常厚薄不一,并见气-液平面;邻近肺内或其他肺叶内常见经支气管播散形成的"树芽"征或斑片状渗出性病变,并形成空洞。

（2）肺脓肿:临床上起病急,进展吸收快,常有寒战、高热等明显感染症状,CT上常表现为厚壁空洞伴明显气-液平面,周围可见云絮状浸润模糊影。此外,病变可累及多个肺段,但很少会跨叶间裂。

（3）肺曲菌病:多伴发于有基础肺疾病者,以上叶多发,呈结节及斑片状实变,若表现为空洞,内部常见曲霉菌球。

专家点评 ● ● ●

放线菌是一种原核细胞型微生物(细菌),革兰阳性染色、无芽胞、无荚膜和鞭毛、非抗酸性丝状菌,厌氧或微需氧。它是一种条件性致病菌(正常情况下,可寄居在口腔、上呼吸道、胃肠道及泌尿生殖道)。人致病型主要是放线菌属和诺卡菌属中的细菌,以衣氏放线菌感染最为常见,主要侵犯头颈部、腹部及肺部。

在肺部,其病理特点是由衣氏放线菌引起的肺部慢性化脓性炎症。放线菌可分泌蛋白酶,溶解、破坏邻近组织,故病变可跨叶分布。临床表现非特异性,但如咳痰中带有黄色颗粒样物则有一定提示作用。血液检查:白细胞计数轻度升高、红细胞沉降率及C反应蛋白(CRP)中度增高。CT早期表现为肺外周不规则结节,边缘模糊,可见"晕"征,伴或不伴小叶间隔增厚;中晚期表现为团块状伴节段性实变,内部多处斑片状低密度区形成,可合并周围支气管扩张。典型者表现为中心空洞并液体及小类圆形气体影(悬浮,不形成气-液平面)及大范围实变(空洞形成)跨叶间裂累及邻近肺叶;可累及纵隔、胸膜、胸壁引起脓胸、软组织肿胀、骨质破坏等,并可出现同侧胸腔积液或胸膜外脂肪沉积、肺门或纵隔淋巴结肿大。本病例临床及影像表现还是相当典型的,如果经验丰富,思路开阔,可想到此病。

(案例提供:上海市公共卫生临床中心,单飞　程增辉)

(点评专家:上海市公共卫生临床中心,施裕新)

第三章

寄生虫感染性疾病

案例 1 ● ● ●

男性，32 岁，间断发热 2 周，恶心、呕吐 7 天，右上腹部胀痛和黄疸 3 天

◆▶ 病例介绍

病人，男性，32 岁。间断发热 2 周，出汗、恶心、呕吐、厌食 7 天，右上腹部胀痛和黄疸 3 天。病人 1 个月前前往越南、缅甸和老挝旅游。2 周前出现不明原因发热，最高体温 41℃，热退后大汗淋漓，6～8 小时后体温再度升高。1 周前在社区医院按照胃肠型感冒治疗后未见好转。实验室检查：血常规检查为 RBC 3.4×10¹²/L，PLT 312×10⁹/L，EOS 1.2×10⁹/L，EOS% 6.4%；肝功能：TBA 68.5μmol/L，DBIL 12.13μmol/L，TBIL 23.49μmol/L，GGT 565IU/L，AST 156IU/L，ALT 66IU/L；免疫球蛋白测定 IgE 0.9g/L，血涂片疟原虫阳性，原虫密度为 42 个/μl。

◆▶ 影像学检查

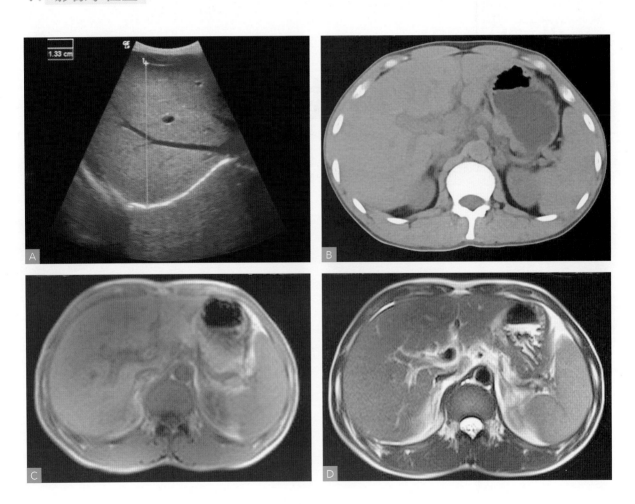

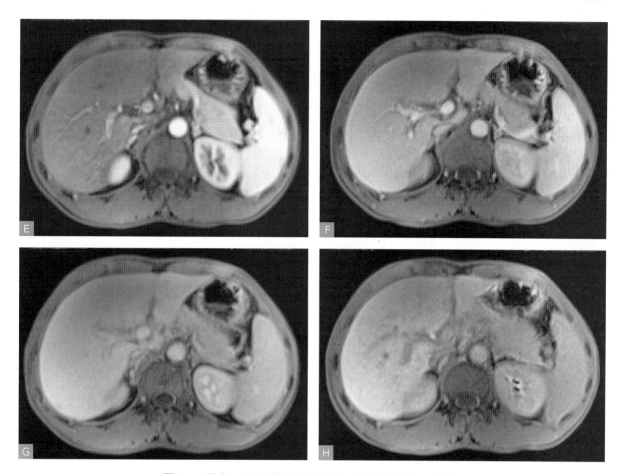

图 3-1 超声、CT 扫描和 MRI 扫描（急性肝疟原虫感染）

A. 超声示肝脏体积增大、实质回声增粗；B. CT 平扫示肝脏体积增、密度减低，肝脏血管周围间隙增宽，脾脏体积增大、密度减低；C、D. MRI T_1 和 T_2 TRA 示肝脏体积增大、信号减低、肝脏血管周围间隙增宽呈长 T_2 信号改变，脾脏体积增大、信号减低；E ~ G. MRI 增强扫描，动脉期肝脏体积增大且不均匀强化、门脉期和平衡期肝脏强化均匀、呈短 T_1 信号，周围血管间隙增宽且呈长 T_1 信号；H. 肝胆期肝脏体积增大、肝实质对比剂摄取减低提示肝损伤肝功能减退

◆ 诊断要点与鉴别诊断

1. 诊断要点

（1）具备流行病学证据、典型临床表现和实验室依据：①有近 2 周内去过疫区、输血或静脉吸毒共用注射器成人，疫区儿童或老年人；②周期性发冷、发热、多汗，间歇期间无明显症状，或伴有进行性贫血、黄疸、恶心、厌食、肝脾大压痛等；③血涂片疟原虫阳性，免疫学检测疟原虫抗原或特异性抗体阳性，PCR 技术直接检测到疟原虫 DNA，疑似病例诊断性治疗有效者，具备其中一条即可诊断。

（2）影像学表现：肝大、肝脏血管间隙积液，或伴有脾大。

2. 鉴别诊断

疟疾需要与黄疸型肝炎相鉴别，二者临床表现相似，表现为畏寒发热、食欲缺乏、呕吐、皮肤黏膜黄染、尿黄、右上腹部胀痛、肝大、肝功能损害，严重者导致急性肝衰竭；影像学表现也相似，黄疸型肝炎型发热不会周期性发作，另外实验室检查可以鉴别。

专家点评 ● ● ●

　　急性肝疟原虫感染是疟原虫孢子感染肝细胞导致肝细胞破裂和被感染的红细胞在肝脏内被网织内皮细胞吞噬的这段时期。疟疾好发于云南、海南、广东和广西,非疫区以输入性恶性疟疾为主(旅游、吸毒、输血等)。依据寄生于人体的疟原虫不同分为4种类型,即间日疟、三日疟、卵形疟和恶性疟。

　　急性肝疟原虫感染临床上全身表现为潜伏期末出现头痛、恶心、食欲缺乏等前驱症状,反复发作的周期性寒战、高热、头痛、多汗、贫血和黄疸。间日疟和卵形疟以发热最为多见,经短期弛张热后,出现隔日的热发作,成人多有热发作的典型3期(寒战、发热和多汗),但儿童多不典型、可发生惊厥,发病早期即出现肝脾大、贫血和白细胞减少。恶性疟呈多种多样的异常,易误诊漏诊。不规则周期性发热,多表现为头痛、全身不适、恶心、呕吐、全身关节疼痛和黄疸,常发生并发症、肝肾功能不全和严重贫血。影像学表现为肝大、肝脏血管间隙积液,或伴有脾大。急性肝疟原虫感染起病急、临床表现典型、影像学表现缺乏特异性,结合实验室检查很容易确诊。

参 考 文 献

[1] KHAN W,ZAKAI H A,UMM-E-Asma. Clinico-pathological studies of Plasmodium falciparum and Plasmodium vivax-malaria in India and Saudi Arabia. Acta Parasitol. 2014,59(2):206-212.

[2] VIRIYAVEJAKUL P,KHACHONSAKSUMET V,PUNSAWAD C. Liver changes in severe Plasmodium falciparum malaria: histopathology,apoptosis and nuclear factor kappa B expression. Malar J,2014,13:106.

(案例提供:解放军第三军医大学西南医院,张笑春)

(点评专家:解放军第三军医大学西南医院,张笑春)

案例2 ● ● ●

女性，68 岁，体检发现肝硬化

◆▶ **病例介绍**

病人，女性，68 岁。因"肺部感染"入院，体检发现肝硬化。发现 HIV 抗体阳性 1 个月。高血压病史 10 年，冠心病病史 3 年。实验室检查结果无异常。

◆▶ **影像学检查**

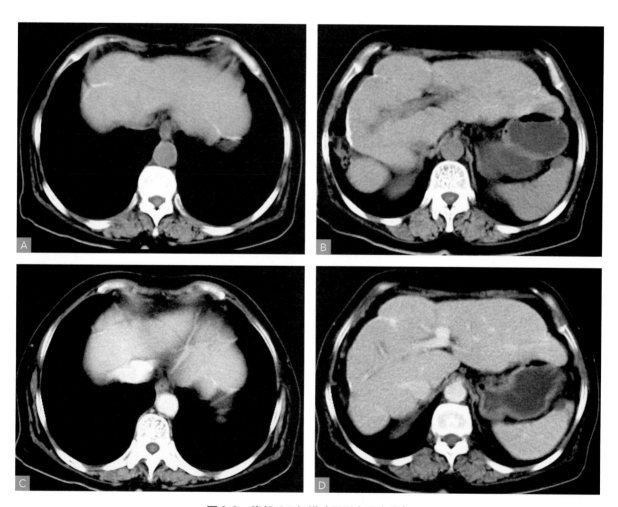

图 3-2 腹部 CT 扫描（肝型血吸虫病）

A、B. 腹部 CT 平扫示肝脏变形，肝裂增宽，肝叶比例失调，左叶增大，肝实质密度增高，肝实质及包膜线状、条状钙化；C、D. 增强扫描示肝实质强化较均匀，肝内间隔呈线样强化

◆▶ **诊断要点与鉴别诊断**

1. 诊断要点 本病例的特点为中老年女性病人,无腹部相关临床症状。CT平扫可见肝硬化征象:肝脏变形、包膜不规整、肝裂增宽、肝叶比例失调、肝实质密度增高。本病的特异征象:肝包膜条状钙化及肝实质内多发线状强化,呈"地图"样改变,此点提示肝型血吸虫病。

2. 鉴别诊断 肝炎性肝硬化:肝炎性后肝硬化较常见,有病毒性肝炎病史,CT可见肝硬化及门脉高压等征象,肝包膜及肝实质一般无钙化,或仅出现少量点状、结节状钙化。结合临床病史,鉴别不难。

专家点评 ● ● ● ●

肝型血吸虫病是慢性血吸虫病最常见的临床类型,系因血吸虫寄生沉积于在肝门静脉系统所引起的肝肉芽肿及纤维化改变的疾病。

慢性肝型血吸虫病常见CT征象有肝内钙化、肝内汇管区低密度灶及中心血管影、门静脉系统血管壁钙化及门脉高压等。钙化是肝血吸虫病最常见且最具特异的CT表现,慢性血吸虫病病人几乎均有肝内钙化,以"地图"样、线状、分隔状、弧形和包膜样钙化及门脉区钙化为主,肝内"地图"样钙化最具特征。肝实质的钙化相互交错,将肝脏分隔成大小不等、形态不一的小分区,形成所谓的"地图肝",是本病肝内最具特征性的CT表现,具有确诊价值。本病例影像表现典型,肝包膜下条状钙化,实质内交叉线状钙化,形成典型"地图肝"征象,诊断明确。

(案例提供:武汉大学中南医院,李航)

(点评专家:武汉大学中南医院,鲁植艳)

案例3 • • • •

男性，67 岁，上腹胀痛 10 余天

◆▶ **病例介绍**

病人，男性，67 岁。10 余天前无明显诱因右上腹胀痛，程度较轻，不向他处放射，与体位、活动无明显关系。血吸虫伴肝腹水病史 50 余年。实验室检查：CA12-5 36.54U/ml，TBIL 21.5μmol/L，DBIt 7.7μmol/L，ALT 64U/L，AST 47U/L，GGT 245U/L，ALP 159U/L。

◆▶ **影像学检查**

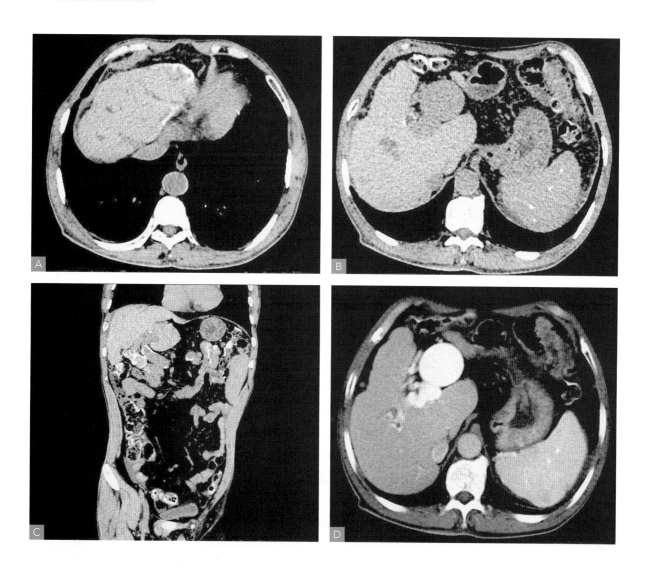

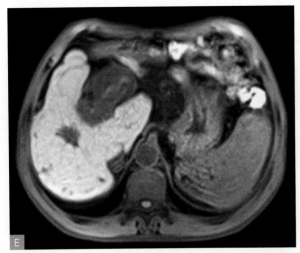
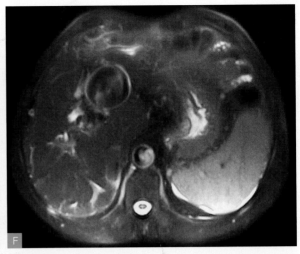

图 3-3　腹部 CT 与腹部 MRI 扫描（血吸虫性肝硬化）

A. 腹部 CT 平扫示肝脏大小形态失常,边缘呈波浪状,肝脏边缘可见弧形钙化;B. 肝叶比例失调,肝裂增宽,门静脉球瘤形成,门静脉管壁可见弧形钙化;脾脏体积增大,其内可见多发小结节状钙化;横结肠肠壁可见条状、弧形钙化;C. 冠状面示门静脉管壁、降结肠及乙状结肠肠壁可见弧形钙化;D. CT 增强扫描,静脉期示门静脉内径增宽,局部瘤样扩张;E、F. MRI 示肝脏大小形态失常,边缘呈波浪状,肝叶比例失调,肝裂增宽,门静脉球瘤形成,脾脏体积增大,其内可见斑点状长 T_1 短 T_2 信号

◆▶ 诊断要点与鉴别诊断

1. 诊断要点　老年男性,右上腹痛 10 余天。CT 表现为肝脏大小形态失常,边缘呈波浪状,肝叶比例失调,肝裂增宽,门静脉球瘤形成,肝脏边缘、门静脉管壁可见弧形钙化影,脾脏体积增大,其内见多发小结节状钙化;横结肠肠壁见条状、弧形钙化。增强静脉期,门静脉内径增宽,局部瘤样扩张。MRI 平扫显示肝脏大小形态失常,边缘呈波浪状,肝叶比例失调,肝裂增宽,门静脉球瘤形成,脾脏体积增大,其内见斑点状长 T_1 短 T_2 信号。

2. 鉴别诊断

（1）肝炎后肝硬化:主要发生于乙型肝炎,是一种慢性进行性疾病。临床表现肝掌、蜘蛛痣、男性乳房发育等。影像表现主要包括肝叶比例失调,以右叶缩小和单纯尾叶增大为主,肝表面呈波浪状外观,表面凹凸、高低不等的形态更为明显,呈锯齿状改变,肝硬化结节（多为粗大的结节性肝硬化）及铁沉积等所造成的肝脏密度或信号不均匀,脾大,腹水,侧支循环形成等。

（2）原发性胆汁性肝硬化:是一种慢性进展性、以肝内胆管的非化脓性炎性损害为特征,最终可能导致肝衰竭的胆汁淤积性肝病。该病多发生在中年女性,占肝硬化死亡的 1% ~ 2%,是成人肝衰竭的重要原因之一。最常见症状为疲乏和瘙痒,抗线粒体抗体的存在是该病的特征。影像主要表现:①肝脏体积弥漫性增大;②淋巴结增大,主要分布在肝门、门腔间隙、肝胃间隙、腹膜后及前心膈角区域,表现为类圆形软组织密度影,边界清晰,无相互融合,轻中度均匀强化;③胆囊炎发生率较高;④门脉高压。

（3）酒精性肝硬化:以中年男性居多,有长期酗酒病史。早期为酒精性脂肪肝,病人早期无特异的临床症状和体征,当病情进展、未得到有效的处理时,可以发展为肝硬化、肝纤维化。影像表现多为小结节性肝硬化;合并胆囊炎、胆石症和胰腺炎的发病率显著高于肝炎后肝硬化,这与长期饮酒引起营养障碍和胰液蛋白沉淀阻塞胰管有关。

（4）肝门部胆管细胞癌：起源于左右肝管汇合处胆管的上皮质,占胆管细胞癌的25%。临床上出现进行性加重的黄疸。影像表现主要是境界较清楚的肿块,不均匀的进行性强化,明显的肝内胆管扩张,肝叶萎缩,肝段的门脉分支闭塞。与本例肝门部门静脉球瘤相鉴别。

专家点评 ● ● ● ●

血吸虫病是一种广泛流行、严重危害人类生命的寄生虫病。我国血吸虫病的流行情况虽较之前明显改善,但是仍有较高的患病人数,其中湖区5省(江苏、安徽、江西、湖北、湖南)占全国血吸虫病总数的98.33%。

CT主要表现为肝脏变形,表面起伏不平,肝叶比例失调,以左叶增大为主;肝内钙化为虫卵钙化所致,形态多样,大量钙化局限于汇管区内则表现为团块状;如沿小叶表面伸展,则呈蟹足状;小叶间钙化相连则呈曲折线状,大量间隔钙化纵横交错则表现为网格状,包膜下钙化多呈线条状;多种钙化形态可混合存在。虫卵移行途中沉着于血管壁,可引起血管壁钙化;虫卵也可逆流至脾脏引起脾内钙化。一般无肝细胞再生结节形成;但随着虫卵的死亡,刺激周围形成肉芽组织包绕的"假结核"结节,逐渐转变为结缔组织和纤维瘢痕组织,继而虫卵发生退化直至钙化。增强扫描肝实质强化不均匀,肝内可见间隔状或无定形强化,间隔状强化见于较粗的纤维条索。虫卵沉积或血栓形成及门静脉周围纤维增生挤压造成肝内门静脉阻塞是窦前性的,故门脉高压较门脉性肝硬化更为显著,可见巨脾、腹水、门静脉及其属支血管扩张等。同时汇管区广泛纤维化可导致胆汁排泄不畅,常引起胆囊结石和胆囊炎。

参 考 文 献

[1] Colley D G,Bustinduy A L,Secor W E,et al. Human schistosomiasis. Lancet,2014,383(9936):2253-2264.

[2] 李石柱,郑浩,高婧,等.2012年全国血吸虫病疫情通报.中国血吸虫病防治杂志,2013,25(6):557-563.

[3] 张有益,罗新,冯军,等.慢性血吸虫肝病的CT表现(附108例报告).实用放射学杂志,2006,22(4):505-506.

[4] 张洪,孟令平.血吸虫肝病MRI研究进展.国际医学放射学杂志,2015,38(5):438-441.

[5] 沈萱文.螺旋CT在肝门部胆管细胞癌诊断中的价值探讨.中国CT和MRI杂志,2007,5(2):57-59.

（案例提供：南昌大学第一附属医院,漆婉玲）

（点评专家：南昌大学第一附属医院,何玉麟）

案例4 · · ·

女性，40 岁，左中下腹部痛数天

◆▶ **病例介绍**

病人，女性，40 岁。左中下腹部痛数天。江西鄱阳人，有疫区生活史。实验室检查结果无异常。

◆▶ **影像学检查**

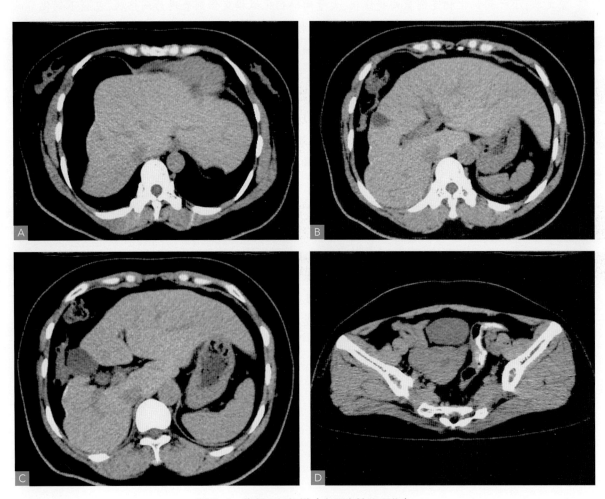

图 3-4 腹部 CT 扫描（血吸虫性肝硬化）

A. 腹部 CT 示肝脏大小形态失常，边缘呈波浪状，肝右叶边缘可见弧形钙化；B. 肝叶比例失调，肝裂增宽；C. 胆囊外移；D. 降结肠及乙状结肠肠壁条状、弧形钙化

◆▶ **诊断要点与鉴别诊断**

1. 诊断要点　本病例的特点为中年女性病人,左中下腹部痛数天。CT上表现为肝脏大小形态失常,边缘呈波浪状,肝叶比例失调,肝裂增宽,胆囊外移,肝右叶边缘可见弧形钙化影。降结肠及乙状结肠肠壁可见条状、弧形钙化。

2. 鉴别诊断

（1）肝炎后肝硬化:见本章案例3。

（2）原发性胆汁性肝硬化:见本章案例3。

（3）酒精性肝硬化:见本章案例3。

专家点评 ● ● ● ●

　　血吸虫病是一种广泛流行、严重危害人类生命的寄生虫病。CT主要表现为肝脏变形,表面起伏不平,肝叶比例失调,以左叶增大为主;肝内钙化为虫卵钙化所致,形态多样,多种钙化形态可混合存在。虫卵移行途中沉着于血管壁,可引起血管壁钙化;虫卵也可逆流至脾脏引起脾内钙化;沉积于结肠黏膜和黏膜下层,可见到沿肠壁分布的线形或弧线形钙化影,以直肠和乙状结肠显著。增强扫描肝实质强化不均匀,肝内可见间隔状或无定形强化,间隔状强化见于较粗的纤维条索。

参 考 文 献

[1] 张有益,罗新,冯军,等.慢性血吸虫肝病的CT表现(附108例报告).实用放射学杂志,2006,22(4):505-506.

[2] 张洪,孟令平.血吸虫肝病MRI研究进展.国际医学放射学杂志,2015,38(5):438-441.

[3] 沈萱文.螺旋CT在肝门部胆管细胞癌诊断中的价值探讨.中国CT和MRI杂志,2007,5(2):57-59.

（案例提供:南昌大学第一附属医院,何玉麟）

（点评专家:南昌大学第一附属医院,何玉麟）

案例 5 • • •

女性，40 岁，发热、咳嗽、胸痛 10 天

◆ **病例介绍**

病人,女性,40 岁。发热、咳嗽、胸痛 10 天,无头晕、头痛。实验室提示嗜酸性粒细胞明显升高。

◆ **影像学检查**

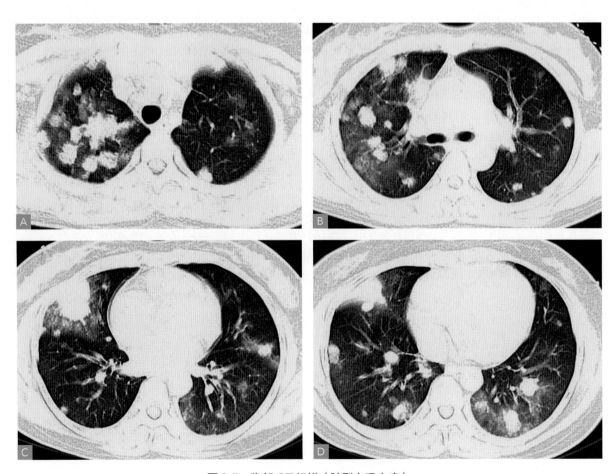

图 3-5 胸部 CT 扫描（肺型血吸虫病）

A ~ D. 胸部 CT 示双肺多发大小不等肿块、结节及片状实变,病灶多分布于外周带,结节中心部分密度较高,边缘模糊,周围表现磨玻璃样密度渗出影,呈"晕"征

1. 诊断要点 本案例 CT 表现为双肺多发大小不等肿块、结节及片状实变,病灶多分布于外周带,结节中心部分密度较高,边缘模糊,周围表现磨玻璃样密度渗出影,呈"晕"征。实验室提示嗜酸性粒细胞明显升高,符合寄生虫感染,结合病人在浙江湖州种植菱角职业史,需要考虑到血吸虫病。

2. 鉴别诊断

（1）隐球菌肺炎：临床症状多数轻微，部分病人有免疫缺陷病史。肺部病变以双肺中下叶为多见，可呈孤立性大球形病灶或数个结节病灶，周围无明显反应，类似肿瘤，部分可见空洞形成。痰、支气管灌洗液、胸腔积液培养确诊。

（2）急性粟粒性肺结核：临床表现结核中毒征象，肺部影像为弥漫分布大小均匀、密度均匀粟粒阴影，边缘尚清。痰检抗酸杆菌阳性。

（3）大叶性肺炎：起病急，常有单侧胸痛，咳铁锈色痰，肺部呈实变体征，白细胞增高明显。X线表现为某一肺叶或段均匀一致实变，边界一般较清晰。

专家点评 ● ● ● ●

　　血吸虫病流行区域在我国长江流域及其以南地区，国内只有日本血吸虫病，夏秋季多发。肺血吸虫病的发病机制：主要是童虫穿透肺部组织而引起的机械性损伤和虫卵肉芽肿引起的迟发型细胞介导的变态反应。在感染后1~2周内常有低热，少数为弛张高热、咳嗽、血痰、胸痛、荨麻疹等，这些症状均在1周左右消失；发病至6周后，可出现干咳、气促、胸痛，重者可见高热、气急、发绀、肝脾大、肺水肿及心力衰竭表现。实验室检查急性血吸虫病病人嗜酸性粒细胞显著增多。痰中有时可查找到虫卵或幼虫。

　　CT表现与肺血吸虫病的组织病理学特征相关。急性肺血吸虫病病人可见一过性的微结节出现；慢性肺血吸虫病CT扫描可见肺野内裂隙状的渗出影，肺内有多发纤维条索影、典型的结节或微结节。结节多分布于肺内中下叶，胸膜下或者支气管分叉处，结节中心部分密度较高，周围可以表现磨玻璃样渗出，呈现"晕"征，还可以出现肺动脉高压等征象。肺血吸虫病没有特异的影像学表现，无论在疫区或者非疫区要特别注意病人的迁移史、临床、实验室等资料的采集和分析，结合影像学表现进行综合分析后做出诊断。

（案例提供：浙江大学丽水医院，涂建飞）

（点评专家：首都医科大学附属北京佑安医院，李宏军）

案例6 • • •

男性，40 岁，头痛、头昏 24 天

◆▶ **病例介绍**

病人，男性，40岁。头痛、头昏24天。生活在疫区，有疫水接触史。血吸虫环卵试验（CODT）1：20滴度阳性。手术病理证实。

◆▶ **影像学检查**

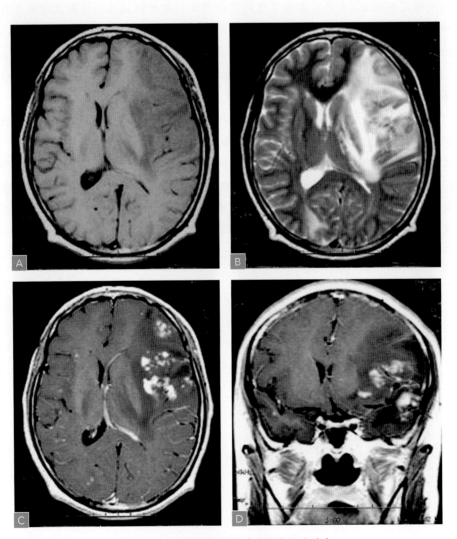

图3-6 头颅MRI扫描（脑型血吸虫病）

A、B. 头颅MRI示左侧额叶、颞叶病灶与脑灰质等信号，病灶周围有明显的"指套"状水肿，右侧额、枕叶可见小片状水肿区；C、D. 头颅MRI增强示左侧额叶、颞叶多个簇状聚集的点状强化结节，中央还伴有中央线状强化，呈"树枝"征，右侧额叶、枕叶可见点状强化结节

◆▶ 诊断要点与鉴别诊断

1. 诊断要点　本案例的特点为有明确的疫水接触史，MRI 增强检查具有重要价值，出现上述特征性"点状强化簇状聚集"的 MRI 表现，如果同时病灶中央还伴有中央线状强化，则呈"树枝"征。确诊需结合实验室检查。

2. 鉴别诊断

（1）脑囊虫病：多发生于皮质、皮质下，但脑囊虫病表现为小囊，囊内偏心的点状头节，呈典型的小"靶"征。

（2）脑结核：结核性脑膜炎多位于基底池附近，增强后多呈小结节状强化，结节灶少见聚集，常伴脑积水；结核瘤可发生于颅内任何部位，增强后呈环形强化，如出现"靶"征，较罕见，则强烈提示结核瘤诊断。

（3）脑内恶性胶质瘤：多位于深部白质区，容易出现坏死液化，MRI 增强后一般出现花环状强化，不具有血吸虫性肉芽肿特征性"点状强化簇状聚集"的 MRI 表现。

（4）脑转移瘤：一般为脑内多发病灶，多位于皮质下区，灶周水肿明显；可以出现大小不等结节样强化，但不会出现簇状聚集；如果同时有原发癌肿病史则更支持脑转移瘤诊断。

专家点评　● ● ● ●

　　血吸虫流行于我国的为日本血吸虫病。日本血吸虫通常寄生于门静脉系统，若发生于门静脉系统以外，称为异位血吸虫病。脑型血吸虫病属于异位血吸虫病，占血吸虫病的 2%～4%。特征性病理改变是病变主要发生在病灶区的软脑膜和软脑膜下皮质和白质的浅层，表现为虫卵肉芽肿，假结核结节及瘢痕结节的形成。非特异性反应为胶质细胞反应，脑软化和脑水肿。影像学其病灶 CT 或 MRI 强化具有特征性：即绝大多数均表现为由多个直径 1～3mm 小结节融合而成较大的一个或几个团块状病灶，这表明病灶呈多中心，即点状强化，簇状聚集。在 MRI 增强扫描图像中部分病例显示多数簇状聚集的点状强化结节中央还伴有中央线状强化，有学者称之为特征性"树枝"征。结合临床表现、流行病学史及实验室检查可明确诊断。

（案例提供：复旦大学附属华山医院，刘含秋）

（点评专家：复旦大学附属华山医院，刘含秋）

03章案例07

案例7 • • • •

女性，37 岁，反复腹痛 8 年

◆▶ **病例介绍**

病人,女性,37 岁。西藏牧民,反复腹痛 8 年。实验室检查:Casoni 皮内试验阳性,酶联免疫吸附试验阳性。

◆▶ **影像学检查**

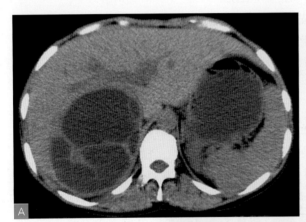
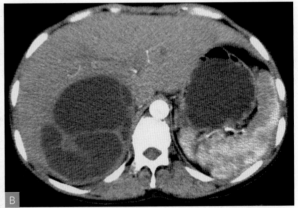
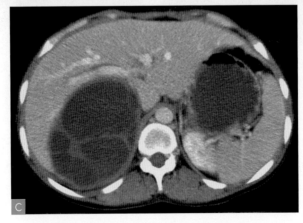

图 3-7　腹部 CT 扫描（肝细粒棘球蚴病）

A. 腹部 CT 平扫示肝右后叶下段囊性病变,有分隔,呈囊内囊、轮辐状改变,壁厚且均匀,边界清楚;B、C. 增强扫描,动脉期、平衡期示囊性病变无强化

◆▶ **诊断要点与鉴别诊断**

1. 诊断要点　本病例病人有牧区生活史,Casoni 皮内试验与 ELISA 试验阳性。CT 平扫表现为肝内囊性病灶,囊壁较厚。母囊内出现子囊(囊内囊)是肝棘球蚴病(包虫病)特征性表现。增强扫描肝棘球蚴病无强化。

2. 鉴别诊断

(1) 单纯性肝囊肿:囊壁较薄无钙化,但囊内密度均匀呈水样密度时不易鉴别,结合临床资料和免疫学试验可与之鉴别。

(2) 细菌性肝脓肿:内部密度多不均匀,病灶内可见液-气平面,增强后病灶内部无强化,脓肿壁及其分隔有明显强化,脓肿壁外周有低密度水肿带。此外,肝脓肿全身中毒症状较重,白细胞计数明显升高,Casoni 试验阴性可与棘球蚴囊肿鉴别。

专家点评　●　●　●　●

　　肝棘球蚴病分为细粒棘球蚴型(囊型)和泡状棘球蚴型(泡型)。临床病程呈慢性经过,早期多数无症状,随着病灶的增大,可出现腹胀、肝区疼痛、恶心呕吐等不适,偶可有梗阻性黄疸。病人有牧区生活史或于牧区有牛、羊、犬等接触史,ELISA 试验阳性。肝棘球蚴病(细粒棘球蚴型)是棘球绦虫的幼虫寄生于肝脏而发生的寄生虫病。肝细粒棘球蚴 CT 表现为肝内囊性病灶,囊壁可见薄壳状、弧形、碎块状钙化。母囊内出现子囊(囊内囊)是肝棘球蚴病特征性表现;肝细粒棘球蚴型内外囊分离表现为飘带征、水蛇征、双环(边)征、水上百合征,亦具有特征性。增强扫描后肝细粒棘球蚴无强化。肝细粒棘球蚴 MRI 表现为类圆形病灶,在 T_1WI 为低信号、T_2WI 为高信号;囊壁厚度均匀一致,在 T_2WI 上为低信号;母囊内含子囊时表现为玫瑰花瓣征象,为肝细粒棘球蚴病的特征性表现,在水成像序列上显示更清晰;钙化在 T_1WI 和 T_2WI 上均为低信号。肝泡状棘球蚴 CT 表现为密度不均匀的实质性肿块,呈低或混合密度,形态不规则,边缘模糊不清;病灶内部见小囊泡和广泛的颗粒状或不定型钙化构成"地图"样外观;较大的病变中央常发生液化坏死,呈现"熔岩洞"样表现。增强后周围肝实质明显强化而病灶强化不显著,故境界显示更清楚。肝泡状棘球蚴 MRI 显示为不规则实性病灶,浸润性生长,边缘欠清;病灶在 T_1WI、T_2WI 上均以低信号为主,尤其是在 T_2WI 上的低信号为其特征性表现,但是小囊泡在 T_2WI 上信号偏高;灶内可发生液化坏死。水成像可清楚显示众多的小泡,还可显示病灶与胆道的关系。本病例囊壁较厚、有囊内囊等特征性表现可与单纯性囊肿鉴别。结合临床病史可与细菌性肝脓肿鉴别。结合临床表现、流行病学史可明确诊断。

(案例提供:西藏自治区人民政府驻成都办事处医院,周燚　徐中佑)

(点评专家:新疆医科大学第二附属医院,王红)

03章案例08

案例8 • • •

男性，50 岁，右上腹不适 1 个月

◆》 **病例介绍**

病人，男性，50 岁。右上腹不适 1 个月。多年牧区生活史，自述居住环境卫生条件较差，曾有不洁饮食史。超声提示肝囊性占位。实验室检查：Casoni 试验阳性。

◆》 **影像学检查**

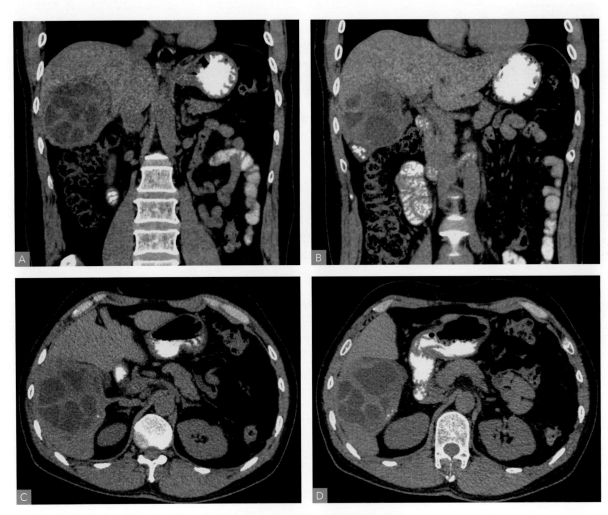

图 3-8　腹部 CT 扫描（肝细粒棘球蚴病）

A、B. 腹部 CT 平扫冠状面示肝右叶下极类圆形囊状低密度影，内见多发分隔，病灶呈多房状车轮样改变，病灶下极见不规则点状钙化；C、D. 腹部 CT 平扫横断位示肝右叶类圆形囊状低密度影，病灶呈多房状车轮样改变，病灶边缘见点状钙化

◆▶ **诊断要点与鉴别诊断**

1. 诊断要点　本病例为中年男性,右上腹不适,有牧区生活史及不洁饮食史,Casoni 试验阳性。腹部 CT 平扫示肝右叶下极类圆形囊状低密度影,内见多发分隔,使病灶呈多房状车轮样改变,病灶下极见多发不规则钙化。

2. 鉴别诊断

（1）先天性肝囊肿:病灶密度均匀,境界清晰锐利,无分隔,增强扫描无强化。

（2）肝脓肿:不规则低密度病灶,密度不均匀,病灶周围可见晕影,增强扫描可见病灶边缘环形强化及分隔强化。一般全身症状明显,发热,外周血白细胞计数明显增高。

专家点评 ● ● ● ●

　　肝棘球蚴病,是一种畜牧区常见寄生虫病,为棘球绦虫的幼虫寄生于肝脏所致。本病可通过直接感染(与狗、羊等动物密切接触)、呼吸道感染(虫卵随风进入呼吸道)、消化道感染(食用虫卵污染的食物或水源)等方式进入人体,可寄生于人体多部位,以肝脏最为常见,Casoni 试验阳性为本病特征性表现。本例病人有牧区生活史及不洁饮食史,肝脏内囊性病灶呈多房状改变,囊壁可见散在钙化,结合影像表现应首先考虑肝棘球蚴病。本病需与先天性肝囊肿及细菌性肝脓肿鉴别,若肝棘球蚴病合并感染则与肝脓肿不易鉴别,需结合临床表现、流行病学史及实验室检查明确诊断。特别需要注意的是,肝棘球蚴病病灶穿刺活检是不适宜的,因为病灶穿刺活检会造成病灶内囊液外溢,而随囊液溢出的头节容易造成周围脏器的种植性播散,所以长久以来通常不对肝棘球蚴做诊断性穿刺。

（案例提供:内蒙古包头医学院第一附属医院,罗琳）

（点评专家:内蒙古包头医学院第一附属医院,罗琳）

案例9 • • •

男性，28岁，肝区不适1年

◆▶ **病例介绍**

病人，男性，28岁，哈萨克族。肝区不适1年，无发热。实验室检查结果无异常。

◆▶ **影像学检查**

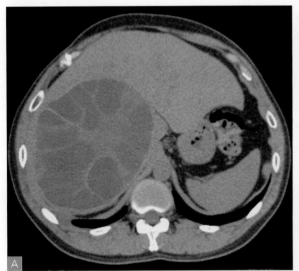
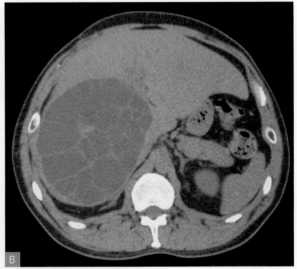
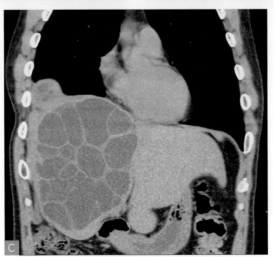

图3-9 腹部CT扫描（肝细粒棘球蚴病）

A～C. CT平扫横断位和冠状面示肝右叶内巨大囊性病变，囊肿内可见多发大小
不等的类圆形子囊，游离分布在母囊内，子囊相互挤压而呈圆形、菱形、多角形等，
分布在母囊内呈葡萄串状相连

◆▶ **诊断要点与鉴别诊断**

1. 诊断要点 本病例病人为牧民,肝区不适,CT 表现为肝内巨大囊性病变,病变边缘光滑,病变内的多子囊呈玫瑰花瓣表现,符合肝细粒棘球蚴病(多子囊型)的典型影像表现。

2. 鉴别诊断

(1)肝囊肿:单纯囊肿型肝囊肿棘球蚴病影像表现与单纯肝囊肿相似,但肝囊肿囊壁菲薄,很少钙化。

(2)细菌性肝脓肿:内部密度多不均匀,病灶内可见液-气平面,增强后脓肿壁及其分隔有明显强化,脓肿壁外围有低密度水肿带。

(3)阿米巴性肝脓肿:壁可发生钙化,与囊性肝棘球蚴囊壁钙化相似。阿米巴性肝脓肿钙化的壁一般较厚,囊液密度较高。细粒棘球蚴病的钙化壁相对较薄,囊液密度较低,可见多囊、子囊等征象。

专家点评 ● ● ● ●

　　肝棘球蚴病在 CT 上分为囊肿型、囊肿钙化型、钙化型及混合型 4 种类型。其中,囊肿型又分为单纯囊肿型、多子囊型、继发感染型、破裂型 4 种类型。

　　本病例是肝细粒棘球蚴病的多子囊型,母囊内出现子囊是本型的特征性表现;囊肿内可见数目、大小不一的圆形、不规则形的子囊影,纤维分隔,厚薄不一,分布在母囊周边呈蜂窝状或车轮状排列,密度低于母囊密度;随着子囊增大及数目增多,子囊相互挤压而呈圆形、菱形、多角形等,分布在母囊内呈葡萄串状相连,母囊液分散在子囊间且密度较子囊液高。

参 考 文 献

[1] 温浩,徐明谦. 实用包虫病学. 北京:科学出版社,2008.

[2] 李宏军. 实用传染病影像学. 北京:人民卫生出版社,2014.

[3] 赵国斌,张玉兰,马建国,等. 囊型肝包虫病 CT 诊断价值与分型. 中国医学影像技术,2001,17(10):979-980.

（案例提供:新疆医科大学第二附属医院,王红）

（点评专家:新疆医科大学第二附属医院,王红）

案例10

女性，33 岁，反复头痛伴呕吐 6 个月，加重 5 天

◆▶ 病例介绍

病人，女性，33 岁，藏族。反复头痛伴呕吐 6 个月，加重 5 天。实验室检查：血嗜酸性粒细胞增多；Casoni 皮内试验阳性，补体结合试验阳性。

◆▶ 影像学检查

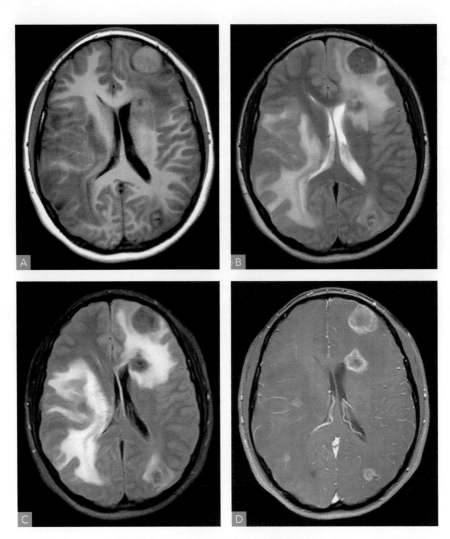

图 3-10　头颅 MRI 扫描（脑棘球蚴病）

A、B. 头颅 MRI 横断位 T_1WI、T_2WI 示右颞枕叶、左额颞枕叶见多发大小不等结节状异常信号影，T_1WI 呈低及稍高信号，T_2WI 呈混杂高、低信号；灶周水肿明显，右侧脑室受压变窄，中线结构左移；C. FLAIR 序列上述病灶以低信号为主；D. 增强扫描，病灶呈花环状及不规则明显强化

◆▶ **诊断要点与鉴别诊断**

1. 诊断要点 本病例为牧区年轻人出现进行性颅内压增高症状,MRI 示脑内多发软组织结节(在 T_1WI 上呈等信号,在 T_2WI 上以低信号为主)伴灶周水肿,内部有砂粒状钙化及小囊泡(MRI 呈长 T_1 长 T_2 信号),增强后花环状或不规则强化。结合实验室检查、Casoni 皮内试验与补体结合试验阳性可诊断。

2. 鉴别诊断

(1)转移瘤:多分布于大脑中动脉供血区域并灶周水肿,即"小瘤大水肿";增强扫描多均匀强化,坏死液化区不强化,且无多发小囊泡样改变,结合病史不难鉴别。

(2)结核瘤:增强扫描呈明显环状强化,环壁较厚但多规整,灶周多轻度水肿。

专家点评 ● ● ● ●

　　脑棘球蚴病较少见,常见于儿童及年轻人,多伴有肝、肺棘球蚴病。临床症状和脑瘤相似,为头痛、视盘水肿等颅内高压症状,常伴癫痫发作,可有偏瘫。脑细粒棘球蚴病易于诊断,CT 及 MRI 平扫表现为囊性肿物,可有囊内囊或囊内分隔征象,可伴囊壁钙化;增强后边缘多无强化。脑泡状棘球蚴病易误诊,呈浸润性生长,界线欠清,CT 及 MRI 表现可酷似肿瘤;CT 表现为软组织密度结节,内部有钙化,增强扫描结节强化,边缘区域可见小囊泡影;也可增强后边缘强化形成类似结核球的"靶"征;如果为不均匀强化则类似肿瘤表现;多有明显灶周水肿和占位效应。脑泡状棘球蚴病病灶在 MRI 平扫 T_1WI 上呈等信号,在 T_2WI 上以低信号为主,小囊泡或囊泡囊在 T_2WI 上信号稍高且界线不清,在水成像上显示清晰;部分病例可见多个砂粒状的低信号钙化;增强后花环状或不规则强化为本病特点。结合牧区居住和与家畜接触史,棘球蚴皮肤试验与补体结合试验阳性,血嗜酸性粒细胞增多等可诊断,但仍需与结核瘤、转移瘤等鉴别。

（案例提供:西藏自治区人民政府驻成都办事处医院,周燚　孟金丽）

（点评专家:新疆医科大学第二附属医院,王红）

案例 11 • • •

男性，31 岁，头痛、恶心、呕吐 2 个月，加重 7 天

◆▶ **病例介绍**

病人，男性，31 岁。头痛、恶心、呕吐 2 个月，加重 7 天。既往有牧区居住史。

◆▶ **影像学检查**

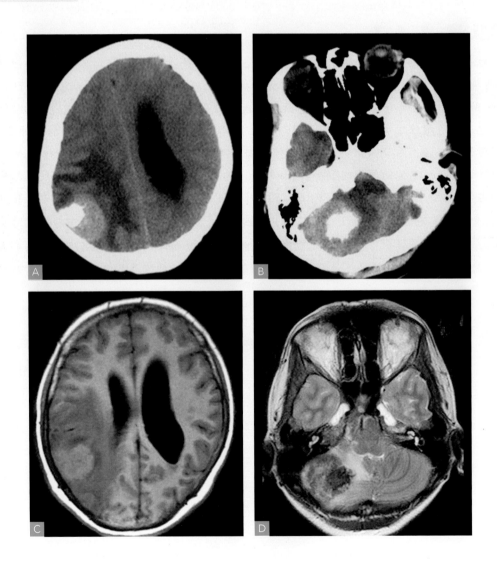

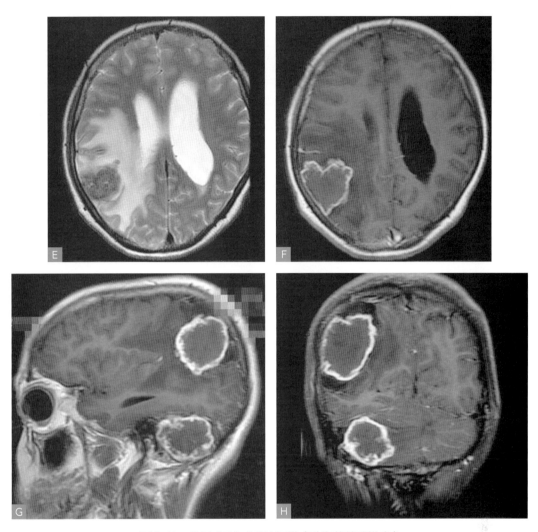

图 3-11 头颅 CT 和 MRI 扫描（脑泡状棘球蚴病）

A、B. 头颅 CT 平扫示右侧小脑半球内及右侧顶叶内可见团块样高密度影,病变内可见斑片状钙化,病变周围可见明显边界不清低密度水肿带;C ~ E. MRI 平扫示病灶在 T_1WI 上呈等信号,在 T_2WI 上以低信号为主,小囊泡或囊泡巢在 T_2WI 上信号稍高且界线不清;F ~ H. MRI 增强扫描示病灶呈明显环状强化

◆▶ 诊断要点与鉴别诊断

1. 诊断要点 本病例病人有明确牧区居住史,脑内病变在 CT 上显示明显团块状钙化灶,MRI 显示在 T_2WI 上病灶内可见小囊状边界不清稍高信号,增强后不规则环状强化。

2. 鉴别诊断

（1）颅内结核球:多有结核病史,CT 表现为脑内等密度或低密度影,病灶内钙化较颅内棘球蚴病范围小,多出现于治愈后的病例,在 MRI 上 T_2WI 呈略高信号（干酪坏死呈低信号）,增强后呈环状强化。

（2）颅内转移瘤:病人多有原发病史,病灶多位于灰白质交界区,病灶多呈明显"小病灶大水肿"表现,增强后可呈环状强化、结节样强化。

（3）胶质瘤:病变多单发,病变内钙化少见（少突胶质细胞瘤可见钙化,钙化多呈中心、周边或脑回条片状）,病变占位效应明显,病变内可见囊变、坏死,在 T_2WI 上呈明显高信号。

专家点评 ● ● ● ●

　　泡状棘球蚴呈外殖性生长,形成无数微小的囊泡,在脑实质内浸润性生长,可侵蚀周围的脑组织,严重破坏神经组织,使周围脑组织发生肉芽肿改变和水肿,颅内泡状棘球蚴增长较快,形似恶性肿瘤,有人称之为"白色癌肿"。病灶呈浸润性生长,界线欠清,多有占位效应和灶边水肿,与其他细粒棘球蚴病不同,增强后有不规则强化,这是脑泡状棘球蚴的特点。

参 考 文 献

[1] 李宏军.实用传染病影像学.北京:人民卫生出版社,2014.

[2] 杜林芝,韩月东,牛娟琴,等.泡性脑包虫病1例.实用放射学杂志,2012,28(12):1990-1991.

(案例提供:新疆医科大学第二附属医院,王红)

(点评专家:新疆医科大学第二附属医院,王红)

03章案例12

案例 12 • • • •

男性，32 岁，反复咳嗽，咳痰 6 个月，加重伴发热 1 周

◆▶ 病例介绍

病人，男性，32 岁。反复咳嗽，咳痰 6 个月，加重伴发热 1 周。病程中有不规则发热，最高达 38.5℃，近 1 周咳大量黄色黏性脓痰，有粉皮样物。病人在 2 岁前生活于牧区。实验室检查结果无异常。

◆▶ 影像学检查

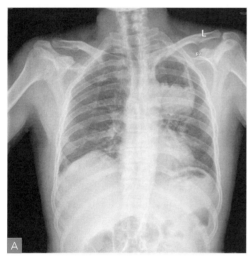

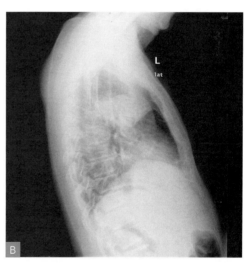

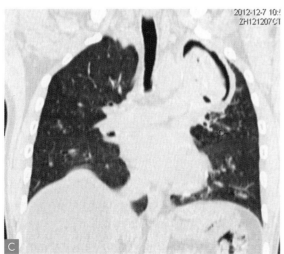

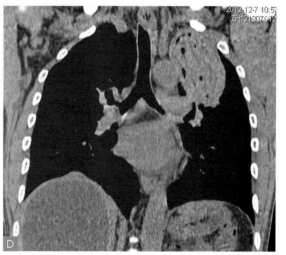

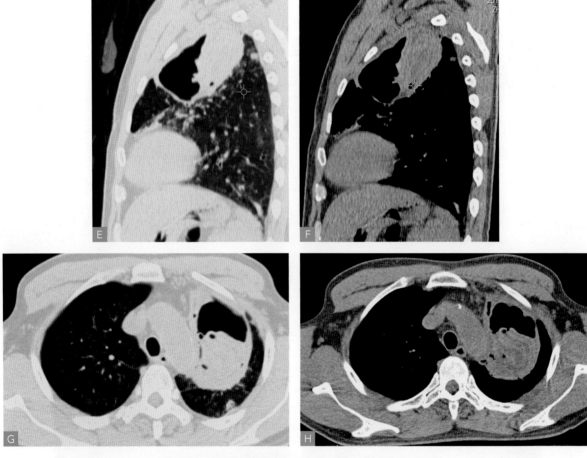

图 3-12　胸部正侧位平片与 CT 扫描（肺棘球蚴病）

A、B. 胸部正侧位片示左上肺椭圆形病变,边界尚清,其内密度不均匀,可见气体密度影;C ~ H. 胸部 CT 平扫及重组图像示左肺上叶团块状高密度影,边界清,其内密度不均匀,可见气体密度影,高密度影内可见支气管走行

◆▶ 诊断要点与鉴别诊断

1. 诊断要点　本病例中病人有牧区牛、羊、犬接触史,咳出粉皮样物,胸部 CT 表现为左肺上叶囊性占位性病变,内囊塌陷并漂浮于囊液面上,显示"水上浮莲"征。

2. 鉴别诊断

（1）肺结核:多有相应临床症状,如咳嗽、低热、盗汗、乏力等,肺内常为多发病灶,病灶成多种形态,结合实验室检查即可确诊。

（2）肺脓肿:临床多有高热、寒战病史,影像上可见气-液平面,增强后病灶内部无强化,脓肿壁及其分隔有明显强化。

（3）曲菌病:肺真菌感染无论 X 线还是 CT 都缺乏特征性表现,影像学表现为斑片状阴影,肺叶、肺段实变,小结节及肿块影及空洞或不规则低密度影,增强后有明显强化。

专家点评 ● ● ● ●

　　本病胸部CT表现为左肺上叶囊性占位性病变,且有典型的"水上浮莲"征,虽然未做增强检查,因表现典型及特殊病史,首先考虑肺棘球蚴病。本病的诊断过程中应注意病人的牧区生活史和牧区牛、羊、犬的接触史,有无咳出带咸味的液体或粉皮样物。

　　肺细粒棘球蚴病一般表现为单发或者多发液性低密度病灶,CT值接近水密度,圆形或者类圆形;囊壁菲薄,部分囊壁有钙化。增强扫描时细粒棘球蚴不强化。如果多囊型,子囊密度低于母囊液而显示其特征性。如果子囊较小、沿着母囊边缘分布,则使整个病灶呈现玫瑰花瓣征;多个较大子囊充满母囊时使整个病灶呈"桑葚"状或"蜂窝"状,棘球蚴破裂后,可以出现以下征象。①"新月"征("镰刀"征):当仅有外囊破裂而内囊壁完整时,少量空气进入内外囊之间,形成光滑的"新月"形透亮带,且此透亮带可随体位而改变。如气体继续扩展,内外囊完全分离,内囊周围可产生"光环"征。②"双月"征:当内外囊均破裂,囊液部分咳出,气体进入内外囊之间,因而在液平面上方有两层透亮的弧形气带影,故称为"双月"征。③"水上浮莲"征:内外囊破裂,部分囊液咳出,内囊壁塌陷或成碎片漂浮于液面上的特有征象。表现不典型时,可见液面呈波浪样改变。④"飘带"征:内囊膜从外囊上剥离下来,在囊液中状如飘带飞舞。⑤"花环"征:内外囊破裂后合并轻度感染,内外囊发生粘连,囊液大部分咳出,但内外囊的囊壁保持完整,无塌陷。空气进入内囊并见囊腔内部粘连的子囊,呈花环状改变。⑥肺脓肿样改变:棘球蚴破裂后感染而使囊壁增厚,囊内见液平面,囊外有炎性浸润影或者水肿带。

参 考 文 献

[1] 吴钢.肺包虫病的CT诊断.放射学实践,2002,17(1):23-24.
[2] 刘建军,秦弋,臧建华.肺包虫病的X线及MRI的诊断与对照分析.临床放射学杂志,2000,19(4):225-227.

（案例提供:新疆医科大学第二附属医院,王红）

（点评专家:新疆医科大学第二附属医院,王红）

03章案例13

案例 13 ● ● ●

女性，42 岁，咳嗽伴咳痰 2 个月

◆▶ **病例介绍**

病人，女性，42 岁，西藏牧民。咳嗽伴咳痰 2 个月。X 线胸片示双肺多发结节，经抗炎治疗效果不佳。既往有肝棘球蚴病病史。

◆▶ **影像学检查**

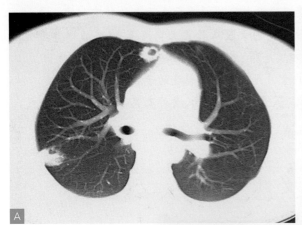
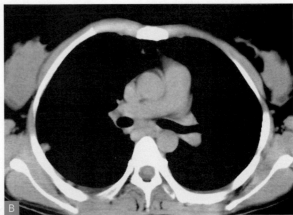
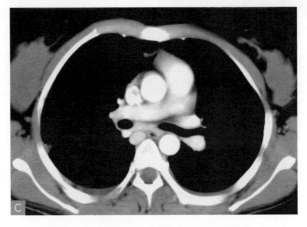

图 3-13 胸部 CT 扫描（肺棘球蚴病）

A、B. 胸部 CT 平扫示右肺上叶后段、前段结节伴偏心性空洞，未见液-气平面，空洞内缘光整，外缘稍模糊；C. 增强扫描示结节无强化

◆▶ **诊断要点与鉴别诊断**

1. 诊断要点 本病例病人有牧区生活史,已有肝棘球蚴病病史。CT 表现为肺内多发结节伴空洞,增强扫描无强化。

2. 鉴别诊断

(1) 血行转移瘤:有原发恶性肿瘤病史,CT 平扫为多发或单发结节,大小不一,多为球形,边缘光滑清楚,以中下肺野多见,具有随机分布的特点,增强扫描不同程度强化。

(2) 血源性肺脓肿:起病急,常高热、寒战、咳嗽、咳脓(臭)痰,血白细胞和中性粒细胞升高,病灶边缘模糊,增强扫描空洞壁中等度或明显强化。

专家点评 ▶ ● ● ●

　　肺棘球蚴病,多发生于牧区,为病人食入犬绦虫卵污染的食物引起感染,犬绦虫蚴寄生肺内所致。早期无明显自觉症状,常在体检时被发现。可有胸部隐痛或刺痛、刺激性咳嗽、咯血等,可咳出大量水样囊液,并带有粉皮样物,继发感染时可有高热、胸痛、咳脓痰。棘球蚴病分为细粒棘球蚴型(囊型)和泡状棘球蚴型(泡型)。肺原发性泡状棘球蚴病罕见,常继发于肝泡状棘球蚴病。肺泡状棘球蚴病 X 线或 CT 表现为肺内多发病灶,肺野外带居多,呈小结节状或小斑片状软组织密度影,边界略模糊,病灶内部常合并钙化及液化、空洞,CT 增强扫描病灶无强化。肺细粒棘球蚴病 X 线或 CT 表现则为单发或多发病灶,CT 值接近水密度,圆形或类圆形,少数有分叶,囊壁菲薄,部分囊壁有钙化,CT 增强扫描病灶无强化;含子囊少时,子囊密度低于母囊液为其特征;如子囊较多则呈玫瑰花瓣征、桑葚状或蜂窝状;包囊破裂则可出现"新月"征、"双月"征、"水上浮莲"征("水上百合"征)、"水落石出"征、"飘带"征、环形空洞、"日环食"征、"花环"征、含气肿块及类肺脓肿样改变。

　　病人有牧区居住和与家畜接触史,棘球蚴皮肤试验与补体结合试验阳性,均可作为本病诊断的重要依据。

(案例提供:西藏自治区人民政府驻成都办事处医院,周燚　徐中佑)

(点评专家:新疆医科大学第二附属医院,王红)

案例 14 • • •

男性，33 岁，无明显诱因发热 2 个月

◆▶ **病例介绍**

病人，男性，33 岁。无明显诱因发热 2 个月，体温 38.3 ~ 38.6℃，否认心脏病病史。病人来自牧区，有犬、羊接触史。实验室检查：WBC 12×10^9/L，HGB 107g/L，NEUT 0.77×10^9/L，EOS% 2.2%，血生化检查无异常。

◆▶ **影像学检查**

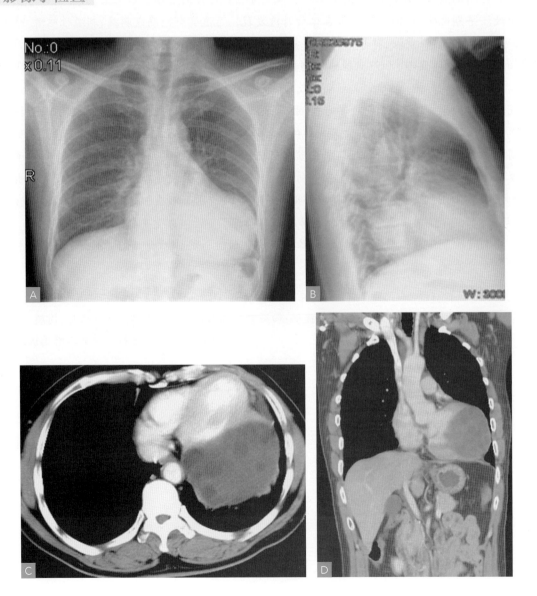

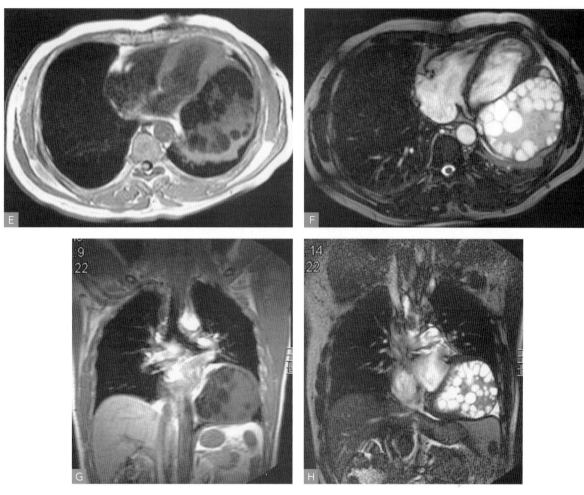

图 3-14　胸部正侧位平片、CT 扫描与 MRI 扫描（心脏棘球蚴病）

A、B. 胸部正侧位片示心影增大，以左心室向左侧扩大为主，密度增高；C、D. 胸部 CT 增强示左心室壁囊型肿物内可见更低密度、大小不一的子囊，子囊散在于母囊液内，母囊液密度高于子囊，囊壁及囊内容物无明显强化；F ~ H. 胸部 MRI 示左心室壁可见多囊性病灶，边界清晰，子囊信号呈水样信号，母囊信号呈等信号

◆▶ 诊断要点与鉴别诊断

1. 诊断要点　本病例胸片表现为心影增大，以左心室向左侧扩大为主；CT、MRI 显示左心室壁囊性病灶内有多发子囊，母囊密度高于子囊；结合牧区生活史可诊断。

2. 鉴别诊断

（1）心包囊肿：单纯囊肿型心脏棘球蚴病影像表现与单纯心脏囊肿相似，但心脏囊肿囊壁菲薄，很少钙化，而心脏棘球蚴囊肿壁较清楚，有时可见钙化，结合临床资料和免疫学试验可与之鉴别。

（2）心脏黏液瘤：多发生于左心房，单发病灶，CT 表现为左心房内肿块样充盈缺损影。

专家点评 ● ● ● ●

　　棘球蚴病多发生于肝脏和肺部,心脏棘球蚴病罕见,仅占发病率的0.5%~2%。棘球蚴幼虫主要是通过冠状动脉循环到达心肌,也可经门脉系统或淋巴系统继而经上、下腔静脉进入心肌,随后形成棘球蚴囊肿。心脏棘球蚴病的临床症状不典型,临床表现不一,其最常见的症状为胸痛或心绞痛,诊断该病多需结合病史及影像检查结果。

　　心脏棘球蚴病的CT表现为左心室壁囊型肿物内可见更低密度、大小不一的子囊,子囊散在于母囊液内,母囊液密度高于子囊;MRI表现为左心室壁可见多囊性病灶,边界清晰,子囊信号呈水样信号,母囊信号呈等信号。CT能够明确棘球蚴病灶的类型、影像及其钙化特点。增强扫描后心脏明显强化而棘球蚴病灶无强化,从而更易判断出病灶的部位和性质。囊性病灶有分隔或者子囊是细粒棘球蚴的特点,个别病例心脏细粒棘球蚴需要与心包囊肿或心包积液进行鉴别。心脏泡状棘球蚴病表现为内部有钙化的实质性肿物,结合肝脏或者身体其他部位有泡状棘球蚴病病灶容易诊断本病。

参 考 文 献

[1] 孙绪荣.心脏、心包细粒、泡状棘球蚴病的影像学表现.中国医学影像技术,2005,21(5):715-717.

[2] 孙绪荣,贾文霄,刘文亚,等.左心室原发性心肌心脏巨大包虫囊肿.中国医学影像技术,2003,19(4):511-512.

（案例提供:新疆医科大学第二附属医院,王红）

（点评专家:新疆医科大学第二附属医院,王红）

案例15 • • • •

男性，46 岁，右胸部疼痛并发现右胸壁隆起 3 个月

◆▶ **病例介绍**

病人，男性，46 岁。右胸部疼痛并发现右胸壁隆起 3 个月，伴有低热、盗汗。病人哈萨克牧民，有犬、羊接触史。实验室检查：WBC $14×10^9$/L，NEUT% 84% ，EOS% 2.1% ；血生化检查无异常。

◆▶ **影像学检查**

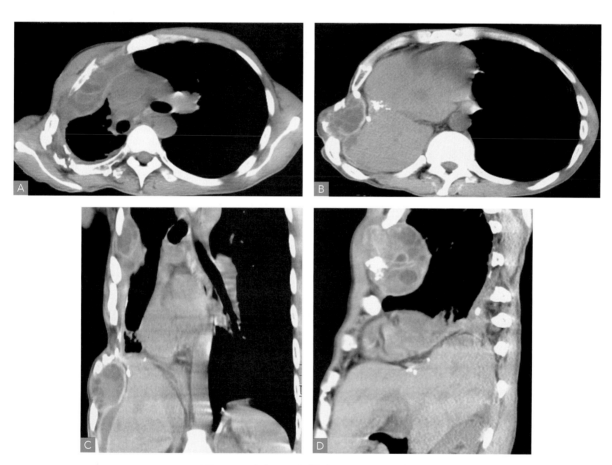

图3-15 胸部 CT 扫描（胸壁棘球蚴病）

A ~ D. 胸部 CT 示右胸廓塌陷，右胸壁多发囊性病变，突出胸壁，包绕肋骨，其内密度欠均匀，可见多发类圆形低密度影、分隔及少许不规则钙化

◆▶ **诊断要点与鉴别诊断**

1. 诊断要点　病人有牧区犬、羊接触史;CT 表现为囊性病灶有分隔或者子囊,母囊密度高于子囊,囊壁可见钙化。

2. 鉴别诊断

(1) 胸壁结核:表现为横贯胸壁的软组织肿块,内部可见低密度的坏死区,肿胀的软组织可大部分向胸壁内外突出,与肺组织分界清楚,结合临床病史及实验室检查基本能确诊。

(2) 纤维肉瘤:分叶状类圆形软组织密度肿块影,边界不清,邻近骨质有破坏,增强后明显强化。结合胸壁的穿刺活检,基本能明确诊断。

(3) 转移瘤:骨质破坏不明显,强化明显,有原发肿瘤病史。

专家点评 ● ● ●

　　棘球蚴病多发生于肝脏和肺部,胸壁棘球蚴十分罕见,仅在文献上见个案报道。胸壁棘球蚴病的临床症状不典型,就诊者多有明显不适症状,诊断该病多需结合病史及影像检查结果。胸壁棘球蚴呈低密度,增强扫描无强化。含子囊的棘球蚴母囊内可见多个大小不等的子囊,形似玫瑰花瓣状;子囊多时形似桑葚。子囊的密度低于母囊,呈"囊中囊"征。合并破裂感染时囊壁不均匀增厚。

(案例提供:新疆医科大学第二附属医院,王红)

(点评专家:新疆医科大学第二附属医院,王红)

案例16 · · · ·

女性，21岁，左上腹胀痛1年，加重2天

◆▶ **病例介绍**

病人，女性，21岁。1年前出现无诱因出现左上腹胀痛，加重2天。既往有牧区生活史。实验室检查：棘球蚴囊液皮内过敏试验弱阳性，间接血凝试验阳性。

◆▶ **影像学检查**

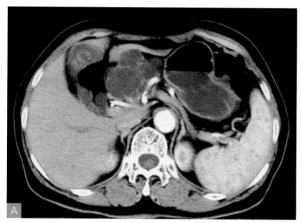
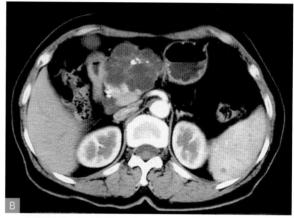
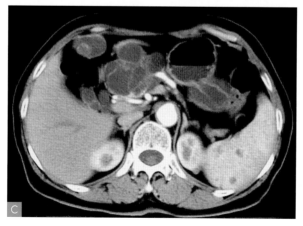

图3-16　腹部CT扫描（胰腺棘球蚴病）

A. 腹部CT增强扫描示胰头区囊性低密度灶，周边见少许钙化影，与周围脏器分界清楚；

B、C. 胰头区低密度灶未见明显强化，分隔亦未见明显强化，周围见血管环绕

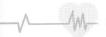

◆▶ **诊断要点与鉴别诊断**

1. 诊断要点　本病例病人既往有牧区生活史,腹部 CT 扫描不具特征性表现,表现为胰腺头部见胰头区囊性低密度灶,囊壁薄而光整,囊内密度不均匀,可见线样分隔并壁钙化,病灶与胃体分界清晰,影像诊断有一定困难,但结合流行病学和实验室检查结果,可做出诊断。

2. 鉴别诊断

(1) 胰腺假性囊肿:单房或多房肿块样病变,中央呈水样密度影,增强时囊壁显示清楚,部分病灶由于内部组织坏死残留或呈不均匀强化。单纯性囊肿常成单房低密度灶,边界清楚,增强扫描病变无强化。

(2) 胰腺囊腺瘤:多个大小不等的多个囊构成的囊性肿块影。边缘可见分叶,部分壁钙化。增强时病灶间隔及囊壁可见强化。

专家点评 ●●●●

　　胰腺原发性棘球蚴囊肿是细粒棘球绦虫的钩蚴通过肝、肺两道屏障进入体循环到达胰腺所致,较罕见,CT 可显示病变位置、形态、大小、囊壁、囊内情况及与邻近组织的关系。典型棘球蚴囊肿 CT 表现具有一定特征性,如囊壁或囊内钙化、双层囊壁、囊内含有子囊、塌陷卷缩的内囊膜等诊断不难。本病例为多囊棘球蚴囊肿,CT 扫描不具特征性表现,诊断有一定困难,但结合流行病学及实验室检查结果可做出诊断。

(案例提供:新疆医科大学第二附属医院,王红)

(点评专家:新疆医科大学第二附属医院,王红)

03章案例17

案例 17 • • • •

男性，32 岁，体检发现左肾占位

◆▶ **病例介绍**

病人，男性，32 岁。体检发现左肾占位，无明显临床症状。超声提示左肾后方低回声肿物。病人有新疆居史 14 年。术后病理诊断：（左肾）细粒棘球蚴病。

◆▶ **影像学检查**

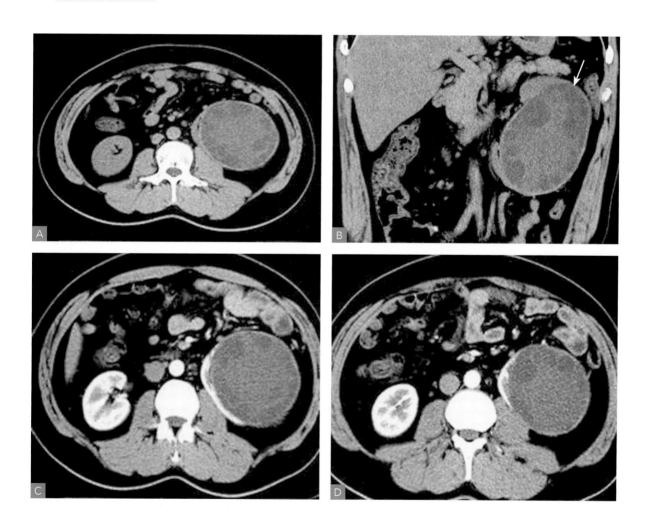

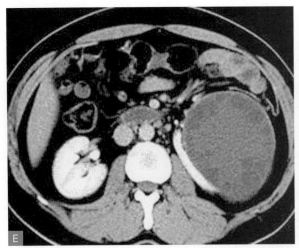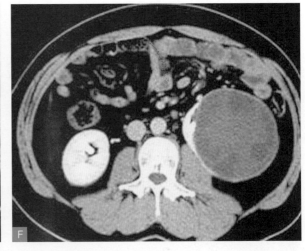

图 3-17　肾脏 CT 扫描（肾棘球蚴病）

A、B. 肾脏 CT 示左肾可见一类圆形囊性低密度影（白箭头），其内可见多发更低小圆形低密度影,位于大囊周边,呈轮辐状;C、D. 增强扫描示皮质期左肾囊性病变未见强化;E、F. 髓质期病变未见强化

◆◆ **诊断要点与鉴别诊断**

1. 诊断要点　本例属于多子细粒棘球蚴,具有特征性表现。母囊内有多发大小不等子囊,子囊的存在使得病灶呈多房性,子囊位于母囊周边,子囊密度低于母囊,呈车轮样改变。子囊与棘球蚴大小无关,与病程长短相关。初期,子囊小、排列在母囊周边;随病情进展,子囊增大增多,在母囊挤压下变形,母囊液体变浑浊,密度高于子囊。增强扫描囊壁可有轻度强化。

2. 鉴别诊断

（1）肾囊肿:通常多发,两侧常见,囊肿体积较小,钙化少见,囊壁菲薄,内密度均匀。无强化。不伴子囊。

（2）多发囊性肾癌:透明细胞癌的一种亚型,肿块单侧发生,位于皮质,表现为类圆形囊性肿块,囊壁及分隔的实性结节明显强化,壁厚薄不均,不规则间隔及壁结节呈明显速升速降强化方式,囊腔内为液体密度影。

（3）肾脏混合性上皮间质类肿瘤:包括囊性肾瘤和肾混合性上皮间质瘤,均为肾脏少见的复杂囊性病变,很多学者认为两者在临床表现及组织病理上有相似特征,2016 年 WHO 将两者归为肾脏混合性上皮间质类肿瘤。影像学表现为单侧肾脏,上极多见,呈囊性水样低密度影,囊液高于水,呈分叶状,内可见分隔,分隔较纤细,无明显壁结节,增强后无或轻度强化;囊肿与肾盂相通;囊腔间不相通。

（4）囊性肾母细胞瘤:多见于几个月至 2 岁的婴幼儿,表现为肾实质较大囊实性肿块,中心可有不同程度囊变、坏死,少数有出血钙化,增强扫描后肿块不均匀强化。可有局部肿大淋巴结,肾静脉及下腔静脉瘤栓形成。

专家点评 ● ● ●

　　肾棘球蚴病的发病率较低,是因为只有少量的六钩蚴可通过肺循环进入左心,由体循环系统主动脉血流迁徙到全身各部,其中运送到肾脏内停留的机会更少,因此肾棘球蚴病的发病率较低,但在泌尿系统的棘球蚴病中,肾棘球蚴病多见。本病多无自觉症状,常在腰部无意中摸到无痛性包块。随着棘球蚴逐渐增大,相继出现腰部隐痛,坠胀不适,因棘球蚴增大缓慢,病程较长。囊肿破入集合系统后,可致肾绞痛,并出现脓尿、血尿及棘球囊尿。肾棘球蚴病病人常同时伴有其他脏器的棘球蚴,多生活在流行地区,有犬、羊接触史。

参 考 文 献

[1] 王英刚,范丽君,徐航,等.肾细粒棘球蚴病的诊断及治疗.国际泌尿系统杂志,2009,29(5):599-601.
[2] 胡咏梅,周荣华,马会林.脾细粒棘球蚴病的超声诊断.中国人兽共患病学报,2008,24(6):封底-01.

（案例提供:河北大学附属医院,殷小平）

（点评专家:河北大学附属医院,殷小平）

案例 18 • • •

03章案例18

男性，36 岁，不明诱因腰痛半年余，进行性加重，活动受限

◆▶ 病例介绍

病人，男性，36 岁。不明诱因腰痛半年余，进行性加重，活动受限。既往有牧区生活史。实验室检查，棘球蚴间接血凝试验阳性。

◆▶ 影像学检查

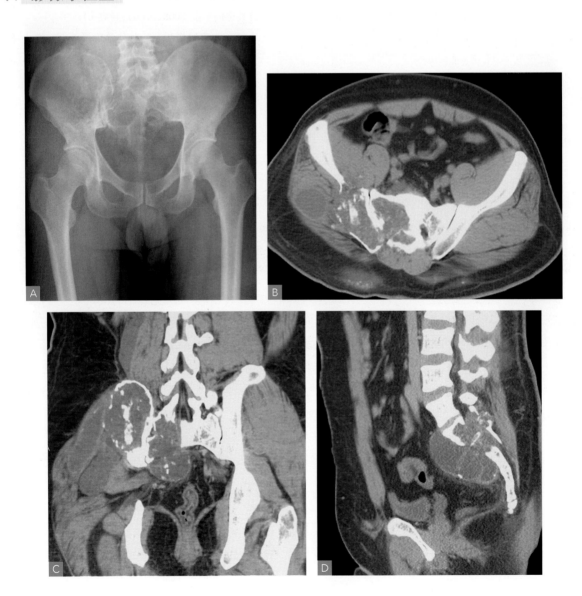

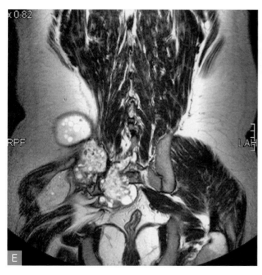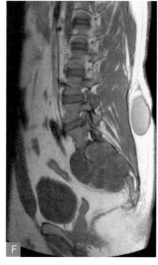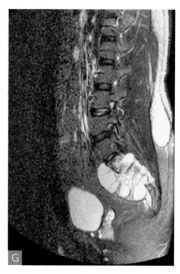

图 3-18　骨盆正位平片、CT 与 MRI 扫描（骨棘球蚴病）

A. 骨盆平片示右侧髂骨见囊性骨质密度减低区,边缘显示欠清晰;B ~ D. CT 平扫示髂骨及骶骨膨胀性骨质破坏,边缘清晰,其内可见斑片状骨化影;E ~ G. MRI 平扫示右侧髂骨及骶椎骨质见囊状异水样信号,边界显示尚清晰,呈长 T_1 长 T_2 信号,皮下脂肪内也可见囊状异常信号

◆▶ **诊断要点与鉴别诊断**

1. 诊断要点　本病例影像主要表现为右侧髂骨及骶椎多个局限性大小不等的囊状膨胀性低密度骨缺损,病灶边缘清晰锐利,周边有硬化;骨质破坏区内部可见不完整的环形、弧形高密度,线条状骨嵴将其分隔成蜂窝状或多房状;累及的椎体及椎弓被破坏呈膨胀性和多房性改变,背部软组织内可见囊状低密度区。MRI 表现为多发类圆形病灶,边缘清晰,T_1WI 上低信号,T_2WI 上高信号。结合流行病学史和实验室检查结果可做出明确的诊断。

2. 鉴别诊断

（1）骨巨细胞瘤:好发于长骨骨端,呈偏心性膨胀性溶骨破坏,其内可见纤维骨间隔呈肥皂泡状。棘球蚴囊肿向骨内阻力最低处发展,常自干骺端向骨干延伸,囊性破坏区边缘锐利,外形轮廓不规则。骨巨细胞瘤在 T_1WI 呈中等信号,T_2WI 为高信号或等信号。

（2）椎体结核:棘球蚴病椎体及附件呈多囊性,病变不严重时椎体不会塌陷,椎旁软组织肿块多只见一侧,椎间盘一般保持完整而不狭窄。脊椎结核侵及相邻椎体同时累及之间的椎间盘,椎旁两侧同时可见软组织肿胀影。

（3）动脉瘤样骨囊肿:椎体可呈膨胀性多囊性骨质破坏,椎弓常受累及,与骨棘球蚴病很难鉴别,但是 MRI 表现二者截然不同,动脉瘤样骨囊肿可出现阶梯状液-液平面,多数大小不等憩室样突起可作鉴别。

专家点评 ● ● ●

　　骨棘球蚴病较少见,据文献报道占棘球蚴病的 0.5% ~4%,其中以盆骨最多见,其次为脊柱、骶骨、股骨、肱骨和胫骨。骨棘球蚴病没有纤维包膜,其沿着骨髓腔向骺板、关节软骨方向生长,若穿破骨皮质可导致病理性骨折或脱位,还可以在周围软组织形成继发性棘球蚴囊肿。由于发病率低,往往对其认识不足,又加之骨棘球蚴病在影像学上和骨结核、肿瘤鉴别困难,极易误诊。目前影像学检查是骨棘球蚴的主要诊断方法,包括 X 线、CT、MRI。MRI 诊断具有特征性。由于棘球蚴呈多囊性生长,在 T_1WI 呈囊性、多房性低信号,其囊壁与肌肉等信号或略呈低信号,而子囊呈明显低信号,使囊壁信号高于囊内容物;T_2WI 呈高信号,与脑脊液相似,簇集呈葡萄串样,其囊壁与囊内容物均呈高信号,且囊内容物信号明显高于囊壁,当囊内充满大小不等的子囊或排列于囊壁周边时,整个病灶呈玫瑰花状或车轮状。

（案例提供：新疆医科大学第二附属医院，王红）

（点评专家：新疆医科大学第二附属医院，王红）

案例 19 ● ● ● ●

男性，50 岁，腰痛伴右下肢疼痛、麻木、乏力 1 年余，加重 10 天

◆▶ **病例介绍**

病人，男性，50 岁，西藏牧民。腰痛伴右下肢疼痛、麻木、乏力 1 年余，加重 10 天。实验室检查：血嗜酸性粒细胞增多；Casoni 皮内试验阳性；ELISA 试验阳性。

◆▶ **影像学检查**

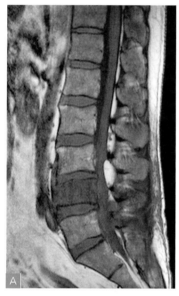
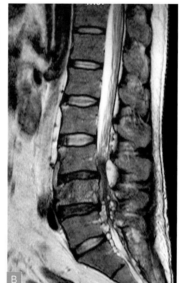
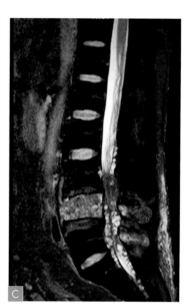
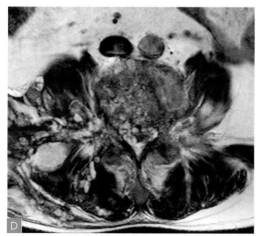

图 3-19　腰椎 MRI 扫描（腰椎棘球蚴病）
A、B. 腰椎 MRI 矢状位 T_1WI、T_2WI 示第 4 腰椎骨质破坏呈海绵状长 T_1 长 T_2 信号，第四腰椎～第 1 骶椎平面椎管内见葡萄串状长 T_1 长 T_2 信号；硬膜囊受压变窄；C. 脂肪抑制矢状位 T_2WI 示第 4 腰椎及椎管内病变信号无减低；D. 横断位 T_2WI 示腰大肌、竖脊肌、皮下脂肪层葡萄串及片状长 T_2 信号

◆▶ 诊断要点与鉴别诊断

1. 诊断要点　本病例 MRI 平扫表现为单囊或多囊型膨胀性骨质破坏伴椎旁软组织改变,呈海绵状、葡萄状、皂泡状或渔网状。结合病人牧区生活史或于牧区有牛、羊、犬等接触史,Casoni 皮内试验与 ELISA 试验阳性可诊断。

2. 鉴别诊断

(1) 骨巨细胞瘤:好发于长骨骨端,呈偏心性膨胀性溶骨破坏,T_1WI 呈均匀低或等信号,T_2WI 为高信号或等信号,增强扫描不同程度强化。

(2) 骨囊肿:为位于干骺端囊状膨胀性骨质破坏,常有硬化边,少数呈多房,病理性骨折时出现骨片陷落征。

(3) 动脉瘤样骨囊肿:可出现阶梯状液-液平面及多数大小不等憩室样突起等特异征象。

(4) 椎体结核:常为不规则骨质破坏、椎间隙狭窄伴椎旁脓肿,增强扫描不均匀或明显环状强化。

(5) 血管瘤:非多囊性改变,增强扫描可有不同程度强化,很少累及椎旁软组织。

专家点评　● ● ●

骨棘球蚴病不多见,常表现为无痛性肿块或仅有局部酸胀痛,常常被误诊为软组织慢性疼痛,多发生于脊柱、髂骨、颅骨、肋骨及股骨。诊断主要依靠影像学特征并要紧密结合血清血检查确诊。X 线和 CT 表现为单囊或多囊型膨胀性病变,呈海绵状、葡萄状、皂泡状或渔网状。病灶周围有轻微或无骨质增生,一般无骨膜反应。MRI 骨棘球蚴囊肿 T_1WI 呈囊性、多房性低信号,T_2WI 呈高信号,病灶内可见多发子囊。可突破骨组织而进入周围软组织中形成囊性肿块或向皮外破溃形成经久不愈的瘘管,有时可见子囊流出。结合病人牧区生活史或于牧区有牛、羊、犬等接触史,Casoni 皮内试验与 ELISA 试验阳性可诊断。

(案例提供:西藏自治区人民政府驻成都办事处医院,周燚　孟金丽)

(点评专家:新疆医科大学第二附属医院,王红)

案例20 ●　●　●

女性，55 岁，发现右乳占位 3 年余

◆▶ 病例介绍

病人,女性,55 岁,藏族。发现右乳占位 3 年余。Casoni 皮内试验与补体结合试验阳性。

◆▶ 影像学检查

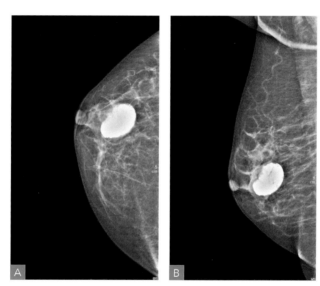

图 3-20　乳腺 X 线摄影（乳腺棘球蚴病）
A、B. 轴位、侧位片示右乳腺类圆形肿块伴片状钙化,边界清晰锐利

◆▶ 诊断要点与鉴别诊断

1. 诊断要点　本病例 X 线表现为边界清晰锐利类圆形肿块(棘球蚴囊肿)伴钙化,结合牧区生活史、Casoni 皮内试验与补体结合试验阳性可诊断。

2. 鉴别诊断

（1）乳腺囊肿:密度较实质性肿瘤密度略低,边缘弧线样钙化为特征性 X 线表现。

（2）乳腺增生:常为双乳,临床症状与月经周期有关,乳腺胀痛和乳腺内肿块在经前期明显,X 线和 CT 上增生的乳腺组织多表现为弥漫片状或结节状致密影,动态增强 MRI 或 CT 检查病变多表现为缓慢渐进性强化,随时间延长,强化程度和范围逐渐增高扩大。

（3）乳腺纤维腺瘤:X 线表现为类圆形肿块,边缘光滑锐利可见晕圈征,部分可见粗粒状钙化。MRI 平扫 T_2WI 上可见内部呈低或中等信号分隔的特征性表现,增强扫描多数表现为缓慢渐进性均匀强化或由中心向外围扩散的离心样强化。

专家点评 ● ● ● ●

　　乳腺棘球蚴病是由棘球绦虫的棘球蚴寄生至乳腺所致,又称为乳腺棘球蚴病。乳腺棘球蚴病流行于牧区,占人体棘球蚴病的0.27%~1%。乳腺肿块为本病的主要症状,多为单发,也可多发,无明显疼痛及不适,不伴腋窝淋巴结肿大。另外,此类病人多有肝、肺棘球蚴并存或有肝棘球蚴病病史。乳腺X线摄影乳腺棘球蚴病可呈圆形或椭圆形。细粒棘球蚴病显示棘球蚴囊肿界线清楚,囊壁钙化呈包壳状,囊内钙化表现为斑块状钙化、分层状钙化或有线样高密度分割线影,个别病例棘球蚴囊肿较大;内外囊分离可出现"日环食"征或薄壁空洞样改变。泡状棘球蚴病则见乳腺肿块,中央可出现排列杂乱、深浅不均的不规则钙化斑点。临床发现乳腺无痛性肿块,结合流行病学史、Casoni皮内试验与补体结合试验阳性可明确诊断。

（案例提供:西藏自治区人民政府驻成都办事处医院,周燚）

（点评专家:新疆医科大学第二附属医院,王红）

案例 21 ● ● ●

女性，28 岁，肝区隐痛 1 年，加重 3 天

◆▶ **病例介绍**

病人，女性，28 岁。肝区隐痛 1 年，加重 3 天，有犬和羊接触史。

◆▶ **影像学检查**

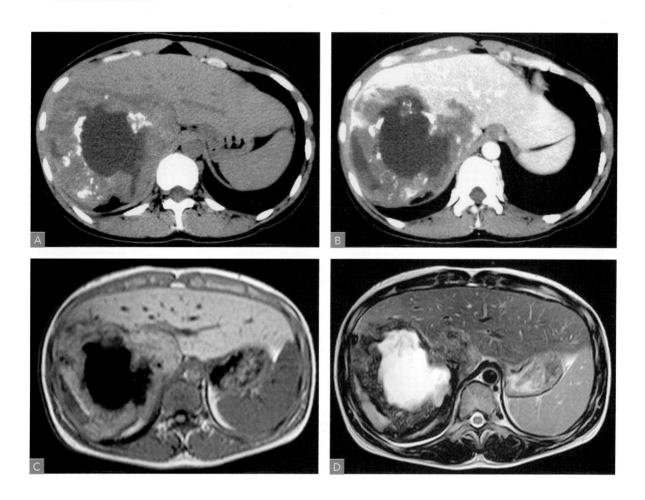

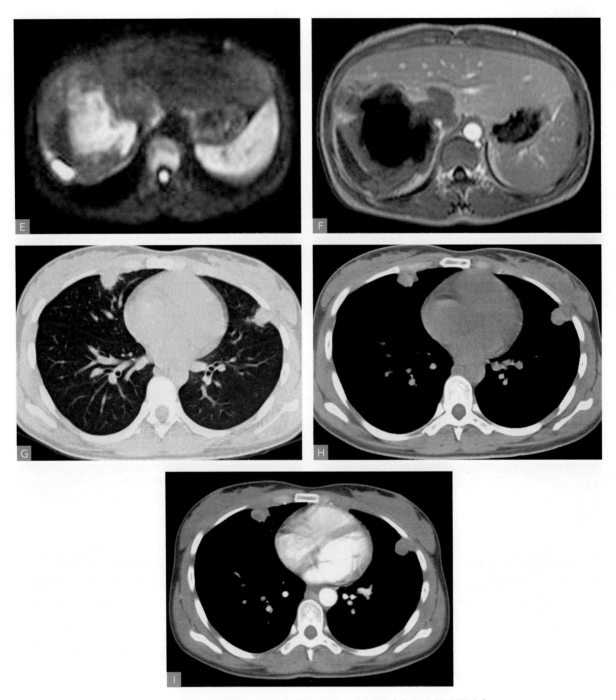

图 3-21　腹部 CT 扫描、MRI 扫描与胸部 CT 扫描（多器官棘球蚴病）

A. 腹部 CT 平扫示肝右叶可见大片状低密度区，其内可见片状更低密度影及多发斑点状、斑片状钙化；B. 增强扫描示病变周缘可见不规则斑片状异常强化影，其内囊性区域无明显强化；C~E. 腹部 MRI 平扫示病变在 T_1WI 上呈等低信号，中心囊变区呈低信号影，且可见散在斑点状更低信号影，T_2WI 上病变呈稍低信号改变，囊变区呈高信号影，DWI 呈稍高信号影，囊变区呈高信号影；F. 增强扫描示病变周边轻度强化；G~I. 胸部 CT 扫描示双肺多发胸膜下结节，增强后病灶无明显强化

◆▶ **诊断要点与鉴别诊断**

1. 诊断要点 CT 肝内低密度灶,可见大量颗粒状钙化,MRI 示见稍长 T_1 长 T_2 信号占位病灶,不规则坏死腔,典型的"地图"样改变,增强后病灶无明显强化。肝区隐痛,有犬和羊接触史,肺部同时发现双肺分布大小不等,梅花瓣状密度增高结节。

2. 鉴别诊断

(1)肝泡状棘球蚴病需和肝癌相鉴别。肝癌病变发展速度快,病程相对短。典型的影像学检查显示病灶周边多为富血供区;肝泡状棘球蚴病病灶周边则为贫血供区,病变的实变区和液化区并存,而且病灶生长相对缓慢,病程较长。借助甲胎蛋白、肿瘤相关生化检测及棘球蚴病免疫学检查可有效地鉴别。

(2)肺泡状棘球蚴需和转移瘤、肺结核、周围型肺癌和炎性假瘤相鉴别。

专家点评 ▶ ● ● ● ●

　　肝泡状棘球蚴病在肝内呈浸润生长,微囊泡不断地向肝脏生长,形成形状不规则、边界模糊、密度不均的低密度浸润灶,可呈多结节状,其内可有小点状或斑片状钙化及小水囊状低密度区;低密度浸润灶还可形成较大的片状坏死液化区,形成假囊;由于泡状棘球蚴组织血供少,增强后本身一般无明显强化,但因其肝质的强化而显得病变境界更清晰,增强后周围浸润灶可强化;由于病程的不同,坏死液化和钙化的程度也不同;大量的颗粒状钙化是其 CT 的特征性表现,典型病变呈"地图"状或"花瓣"样改变。

　　肺泡状棘球蚴病是由肝泡状棘球蚴病转移而来,在肺内形成结节或肿块。本病潜伏期长,症状可不明显,首次就诊容易误诊为肺癌等其他疾病。本例有肝泡状棘球蚴病,首先应考虑到肺泡状棘球蚴。

参 考 文 献

[1] 施顺和,李建德,高辉,等.肝泡状棘球蚴病特征性钙化 CT 扫描分析.医学影像学杂志,2004,14(5):424-442.

[2] 刘文亚,尚革,党军.泡状棘球蚴病肝外转移灶的 CT 表现(附 12 例报告).中华放射学杂志,2000,34(4):255-225.

[3] 米玛,达瓦次仁,仁青,等.肝脏及肺部泡状棘球蚴病 CT 表现(附 11 例肝肺病例报告).中国 CT 和 MRI 杂志,2008,6(5):31-33.

(案例提供:新疆医科大学第二附属医院,王红)

(点评专家:新疆医科大学第二附属医院,王红)

03章案例22

案例22 • • •

男性，33 岁，腹部多发无痛性包块

◆▶ **病例介绍**

病人，男性，33 岁。腹部多发无痛性包块，偶有腹痛，可忍受。少年时在牧区生活。实验室检查：棘球蚴间接血凝试验阳性，补体结合试验阳性。

◆▶ **影像学检查**

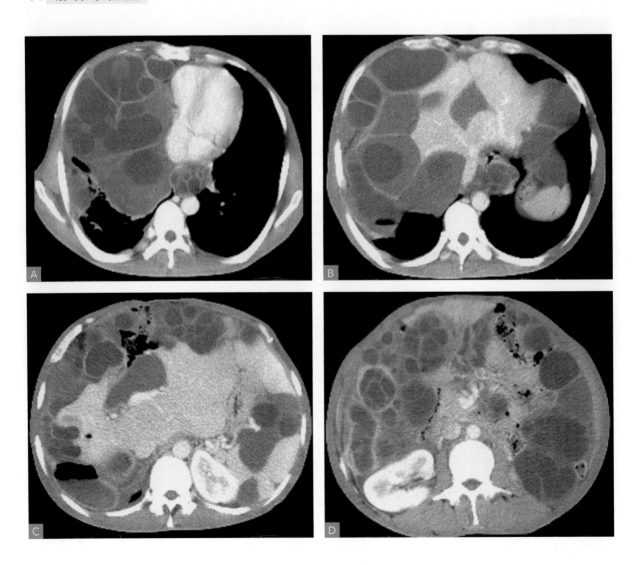

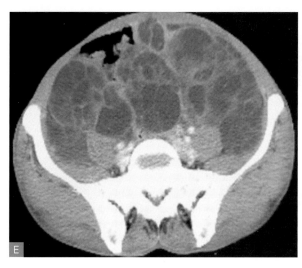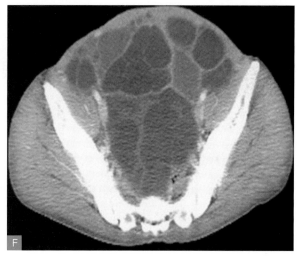

图3-22 腹部及盆腔CT扫描（盆、腹腔多发细粒棘球蚴病）

A～C. 腹部CT示肝周及脾周多发囊性低密度灶及更低密度灶，未见明显强化；D. 肾周见多发低密度灶及更低密度灶，周围脏器呈推压移位改变；E、F. 盆腔CT示盆腔内多发低密度灶呈分隔样强化，壁清晰

◆▶ 诊断要点与鉴别诊断

1. 诊断要点　本病例病人少年时有牧区史，CT表现为腹腔及盆腔多发的圆形或类圆形囊性低密度灶，并可见大小不一的子囊，囊壁内缘光滑，壁厚薄不均匀，未见明显强化，邻近脏器受压移位。结合实验室检查结果，诊断不难。

2. 鉴别诊断　本病需与肠系膜囊肿、淋巴管囊肿和腹膜假性黏液瘤相鉴别。

专家点评 ● ● ● ●

　　腹、盆腔棘球蚴分原发性和继发性，继发性常来自肝或腹腔棘球蚴囊破裂及术中种植，因此，腹腔棘球蚴多发性较单发性为多，有子囊较无子囊为多。腹、盆腔内细粒棘球蚴病灶分布于腹、盆腔脏器间隙或位于盆壁附近间隙，均推压邻近的脏器，常并发腹腔内脏器的细粒棘球蚴病灶。依据腹腔、盆腔内病灶的形态表现，将其分为单纯性细粒棘球蚴型（囊型）、多子囊型、囊肿壁钙化型、并发破裂或感染型、腹膜后间隙型5类，其中以多子囊型多见。

　　多子囊型囊型在囊性肿物内可见更低密度大小不一的子囊。子囊在母囊内或偏一侧，或散在于母囊液内，或占据母囊内所有的空间，使少量的母囊液限制于囊中央或分散于子囊之间，整个病灶中似有厚隔分开，形状如同玫瑰花状或桑葚状。

（案例提供：新疆医科大学第二附属医院，王红）

（点评专家：新疆医科大学第二附属医院，王红）

案例23 ● ● ●

03章案例23

女性，50 岁，左眼红肿伴视力渐降 1 个月余

◆》 病例介绍

　　病人,女性,50 岁。左眼红肿伴视力渐降 1 个月余。既往高血压病史 2 年。实验室检查:中性粒细胞百分率稍增高,嗜酸性粒细胞百分率降低。

◆》 影像学检查

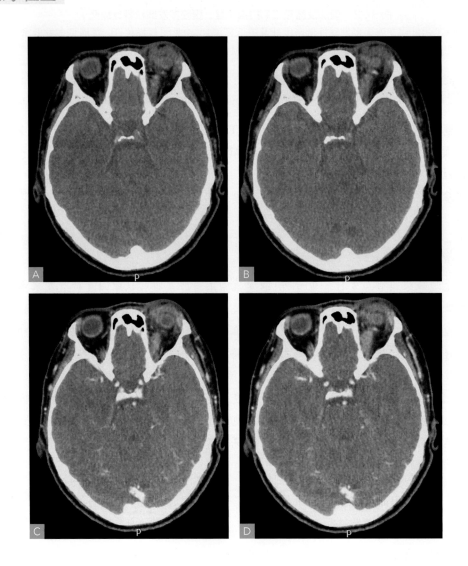

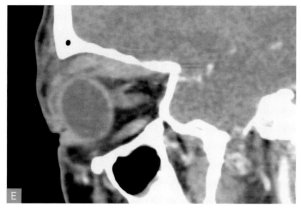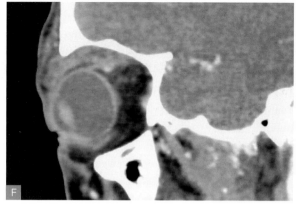

图 3-23　眼眶 CT 扫描（眼裂头蚴病）

A、B. 眼眶 CT 平扫示左侧眼眶结膜下增多软组织密度影,其内密度不均匀,形态不规则,呈条索样,与周围结构分界不清;C、D. 增强扫描呈轻度强化;E、F. 矢状面重组示邻近上直肌肌腹增粗

◆ **诊断要点与鉴别诊断**

1. 诊断要点　本病例的特点为中年女性病人,因左眼红肿伴视力渐降 1 月余入院。CT 表现为左侧眼眶结膜下增多软组织密度影,其内密度不均,形态不规则,部分层面呈条索样,与周围结构分界不清,邻近上直肌肌腹增粗,平扫病灶 CT 值约 47HU,增强后病灶轻度强化,CT 值约 63HU,提示病灶内部的血供不丰富。该病如果未提及寄生虫接触史较难诊断。

2. 鉴别诊断

（1）炎性假瘤:主要表现为眼球突出和移位,伴眼痛、复视、视力减退,眼球运动受限,眼表组织水肿、充血明显,CT 增强扫描中度以上强化。

（2）眼眶蜂窝织炎:炎症反应较重,眼局部红肿疼痛明显,伴有眼球突出、眼球活动障碍等。

（3）异物肉芽肿:手术及外伤史后,切口周围出现包块,且逐渐长大。

（4）淋巴瘤:好发于隔前眶周,大多数位于眶外上象限。因淋巴瘤具有的"见缝就钻"的特点,故其可沿眼眶脂肪间隙蔓延而表现为塑形性生长。

专家点评　● ● ●

　　曼氏迭宫绦虫裂头蚴,其成虫主要寄生在猫科动物,较少寄生人体;但中绦期裂头蚴可在人体寄生,导致曼氏裂头蚴病。裂头蚴感染人体后,主要寄生于皮下组织、眼部、口腔颌面部、脑脊髓和内脏,其中眼裂头蚴病较常见,占 30% 以上。该病多累及单侧眼睑,亦可累及眼球、眼眶、球结膜及眼内眦,表现为眼睑红肿下垂、结膜充血、畏光、流泪、微痛、奇痒或有异物感等。眼裂头蚴病应与急性葡萄膜炎、眼眶蜂窝织炎、睑腺炎等鉴别。

　　本例病人表现为左侧眼眶泪腺区病变,CT 表现为条片状边界不清软组织密度影,平扫密度均匀,增强轻度强化。术中取出一长约 15cm 乳白色长条状条索物,病理诊断考虑裂头蚴。该病虽然少见,但当眼部发现条片状边界不清肿物,增强扫描呈低度强化,要考虑寄生虫可能。该病影像学缺乏特异性,最终确诊仍依靠病理或病原学。

参 考 文 献

［1］鲁理.常见寄生虫病的眼部损害及治疗.热带病与寄生虫学,2015,13(1):59-61.

［2］蔡颖,刘巍.眼裂头蚴病1例.四川医学,2009,30(1):1797.

［3］LIU Q,LI M W,WANG Z D,et al. Human sparganosis,a neglected food borne zoonosis. Lancet Infect Dis,2015,15(10):1226-1235.

（案例提供:重庆医科大学附属第一医院,李咏梅）

（点评专家:重庆医科大学附属第一医院,罗天友）

第四章

螺旋体感染性疾病

案例1 • • •

男性，1个月13天，腹胀伴皮肤、巩膜黄染1个月，发现肝功能异常1天

◆▶ 病例介绍

患儿，男性，1个月13天。腹胀伴皮肤、巩膜黄染1个月，发现肝功能异常1天。查体：腹壁静脉怒张，肝脾明显肿大，四肢及肛周脱皮明显。实验室检查：梅毒抗体测定阳性，梅毒快速血浆反应素阳性，滴度大于1:256。骨髓细胞检查：刺激性骨髓象。

◆▶ 影像学检查

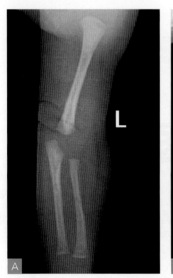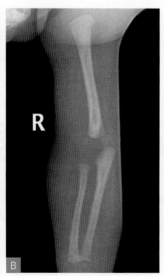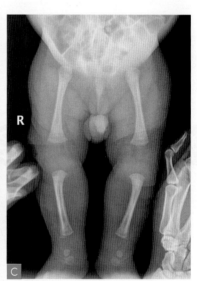

图4-1　四肢X线片（先天性骨梅毒）

A、B. 双上肢X线片示双侧肱骨、双侧尺骨和桡骨各骨干骺端骨质吸收，先期钙化带模糊，以肱骨远端、尺桡骨远端、腓骨近端为重，双侧桡骨、右侧尺骨可见层状骨膜反应，周围软组织肿胀；C. 双下肢X线片示双侧胫骨近端内侧可见对称性骨质破坏，为Wimberger征；右侧股骨近端、左侧股骨远端、双侧胫骨远端、双侧腓骨各骨干骺端骨质吸收，先期钙化带变薄，以胫、腓骨远端为重，沿骨干见层状骨膜反应，周围软组织肿胀

◆▶ 诊断要点与鉴别诊断

1. 诊断要点　本病例患儿为新生儿，病史特点为出生后发现腹胀伴皮肤、巩膜黄染，肝脾明显肿大，四肢及肛周明显脱皮，血中监测到梅毒抗体、梅毒快速血浆反应素，骨髓细胞呈刺激性骨髓象。四肢X线显示骨干骺炎、骨干炎、骨膜炎，未累及骨骺。结合临床病史可以实现对该疾病的正确诊断。

2. 鉴别诊断

（1）化脓性骨髓炎：多为金黄色葡萄球菌感染引起的骨髓、骨、骨膜及周围软组织的化脓性病变。

临床发病急,常有寒战高热、患肢局部红肿热痛表现。X线片表现随时间的变化而变化。早期表现为软组织肿胀,长骨干骺端可出现局限性骨质疏松,2周以后可见散在的"虫蚀"样骨质破坏区,边缘模糊。可见死骨形成伴有骨质增生和骨膜反应。如若治疗不及时或效果不佳,可演变为慢性化脓性骨髓炎,常见X线表现为广泛的骨质增生硬化,脓腔和死骨仍然存在。特殊者表现为Garre骨髓炎或者Brodie脓肿。化脓性骨髓炎与先天性骨梅毒都以长骨多见,且都不侵犯骨骺。但先天性骨梅毒常对称出现,结合临床病史和实验室检查可以与化脓性骨髓炎鉴别。

(2)长骨结核:好发于长骨骨端。临床表现多为患肢局部软组织肿胀,邻近关节活动受限、酸痛;实验室检查:红细胞沉降率增高。典型X线表现为干骺端或骨骺松质骨内见类圆形破坏灶,病灶周围骨质增生和骨膜反应轻,骨质破坏区可见砂砾状死骨。病灶易跨越骺板软骨。先天性骨梅毒与长骨结核都好发于长骨干骺端,但前者几乎不侵犯骨骺,结合临床病史可以做出正确的鉴别诊断。

专家点评 ● ● ● ●

先天性梅毒是由母体传染胎儿所致。病变常可累及全身多个器官和组织,其中以骨骼最为多见。先天性骨梅毒可分为早发型和晚发型。早发型发病于出生后至4岁,一般在出生后2~3周内。本例患儿出生后一个半月发病,符合早发型骨梅毒的发病时间。早发型先天性骨梅毒的临床表现多为皮疹、流涕、肢体活动障碍、肝脾大等。早发型先天性骨梅毒主要受累部位为四肢长骨,梅毒螺旋体种植于长骨干骺端及骨干引起破坏与增生性改变,破坏区内骨质被梅毒肉芽肿取代;又因全身严重感染,影响软骨内成骨而同时存在骨营养性改变。影像学上其特点为长骨基本对称分布的干骺炎、骨干炎、骨膜炎,骨骺不受累。干骺端是最早受累的部位,也是病变最广泛、最严重的部位;骨干较少受累且程度轻。骨骼X线表现具有较强的敏感性和特异性,可以及时、准确地为临床提示诊断。X线检查,是目前作为诊断早发型先天性骨梅毒的必要手段,检查部位除四肢长骨外,还应包括骨盆、手足等部位,以便全面了解梅毒螺旋体侵犯骨骼的部位、范围和损害程度,并提供相应的鉴别诊断信息。本例患儿表现为干骺炎和骨膜炎的X线特点,根据四肢长骨对称性分布的特点,可以排除大部分后天性感染,化脓性骨髓炎偶尔可呈对称性分布特点,但局灶性破坏和组织水肿往往较严重,容易鉴别。感染性疾病代谢毒性产物、炎性因子等也可引起类似改变,但出现的概率很低,临床上通常有全身中毒表现,可资鉴别。婴儿骨皮质增生症多见于6月龄以内患儿,以骨膜增生为主要特点,骨的改变较轻,锁骨几乎100%受累及,该例患儿年龄偏小且未发现锁骨受累及,不太支持该病的诊断。其他更需要鉴别的疾病是先天性风疹等病毒感染,表现与梅毒类似,但干骺端因成骨细胞病变引起的成骨异常,在本例中表现并不典型,进一步确诊依赖临床病原学诊断的支持;先天性低碱性磷酸酶血症可有类似改变,但骨更新率减慢造成的骨质稀疏和干骺端典型的"敲出"征(punch-out sign)是其常见表现,本例未见这些征象。因此,新生儿出现四肢长骨典型的干骺炎、骨干炎、骨膜炎,应怀疑先天性梅毒感染的可能。

(案例提供:重庆医科大学附属儿童医院,徐晔)

(点评专家:重庆医科大学附属儿童医院,徐晔)

案例2 •••

女性，54岁，头痛伴视物模糊1个月

◆▶ 病例介绍

病人，女性，54岁。头痛伴视物模糊1个月。无明显诱因下出现头痛，主要位于额部及右侧颞部，呈阵发性，进行性加重，活动后加剧，伴视物模糊，无恶心呕吐，专科检查无异常。实验室检查：抗梅毒螺旋体抗体34.69，梅毒螺旋体RPR阳性，RPR滴度1:128；血清免疫球蛋白IgG 1830mg/dl，类风湿因子22U/ml，轻链κ 15.500g/L，轻链λ 9.09g/L，KAP/LAM 1.71，血清中未检出异常M蛋白。入院后CT、MR、PET/CT示颅骨多发性占位，全麻下行颅骨病变切除术，术中示额顶部部分骨膜增生变厚，颅骨受侵犯，质地软，血供丰富，术后经病理、骨髓穿刺全套及脑脊液检查，同时抗梅毒螺旋体抗体38.31，梅毒螺旋体RPR阳性。询问其丈夫有冶游病史，最后确诊为骨梅毒，梅毒性浆细胞性肉芽肿改变。

◆▶ 影像学检查

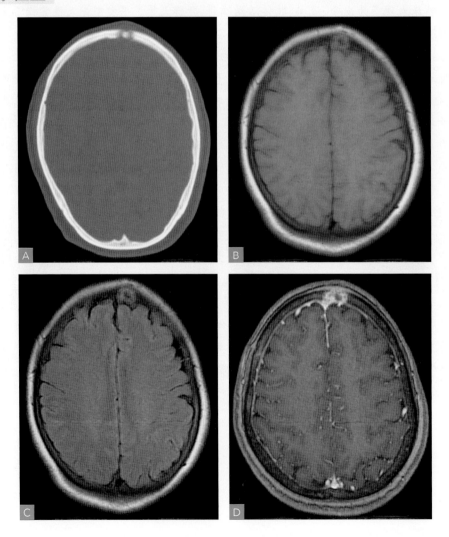

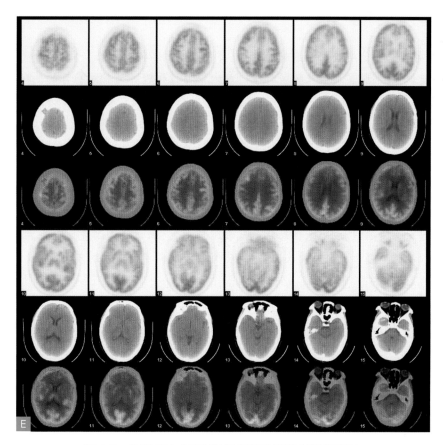

图4-2 头颅 CT、MRI 和 PET/CT 扫描（颅骨梅毒）

A. 头颅 CT 平扫示左侧额骨骨质破坏,呈穿凿样改变,局部软组织肿胀;B ~ D. 头颅 MRI 平扫及增强示颅骨额顶部多发性异常信号灶,部分累及脑膜,病灶不均匀强化;E. 头颅 PET/CT 未见异常高代谢病灶

◆▶ 诊断要点与鉴别诊断

1. 诊断要点 中老年女性病人,头痛伴视物模糊 1 个月,头颅 CT 示左侧额骨骨质破坏,MRI 平扫及增强示额顶部病灶信号不均,部分病灶穿透颅骨向颅内外延伸,相邻脑膜、皮下软组织增厚,病灶不均匀强化。PET/CT 未见异常高代谢病灶。术中示右侧额顶部部分骨膜增生变厚,颅骨受侵犯,本例术后病理诊断困难,结合临床及术前梅毒指标强阳性,其丈夫承认冶游病史,最终诊断浆细胞呈多克隆反应性增多,确诊为神经梅毒(neurosyphilis),颅内梅毒性树胶肿,累及颅骨。

2. 鉴别诊断 骨髓瘤:好发于中老年人,颅骨为少见发病部位,CT 表现为颅骨板障内等或稍高密度肿块,肿瘤突破骨皮质,在周围软组织内形成肿块,瘤内可有钙化,病灶边缘锐利,增强明显,可有脑膜尾征,本病可有颅骨及全身扁骨多发病灶,实验室骨髓检查及血清免疫蛋白电泳是主要诊断标准。

专家点评 ● ● ● ●

　　神经梅毒是苍白密螺旋体感染脑、脑膜或脊髓引起的不同综合征,可以分为无症状型、脑脊膜型、脑膜血管型、脑实质型及树胶肿型。颅内梅毒性树胶肿为神经梅毒的一种少见类型,影像学表现无明显特征性,诊断较可能,容易误诊为肿瘤性病变而行手术切除或开颅活检。本病可出现在脑组织任何部位,如桥小脑区、脑干及大脑凸面。影像学表现为病灶可单发或多发,常位于大脑皮质及皮质下,可出现中心凝固性坏死,周围有较大面积水肿,有占位效应,增强扫描呈环形或结节状明显强化,最大层面显示病变的边缘与周围强化脑膜以钝角相交。病理学改变为肉芽肿病变,多初发于蛛网膜或血管壁,由于硬脑膜或软脑膜局限性炎症反应而形成肿块,中心为干酪样坏死,病变与血管内壁细胞膜上的透明质酸酶相黏附,分解后者的黏多糖,引起血管塌陷,造成闭塞性动脉炎及动脉周围炎,加之机体以浆细胞为主的炎性细胞浸润,在受损部位局部形成肉芽肿改变,周围多有较大面积水肿带,相邻脑膜常因炎症反应而增厚。

　　本例病变部位不典型,为多发病变,发生于额叶凸面,沿硬膜向颅骨板障生长,CT 显示颅骨骨质吸收、破坏,MRI 平扫及增强示额顶部病灶信号不均,部分病灶穿透颅骨向颅内外延伸,相邻脑膜、皮下软组织增厚,病灶不均匀边缘环状强化,中心呈凝固性坏死,脑膜尾征不典型。

　　本病病史中丈夫不洁性生活史及术前实验室检查有重要提示作用,骨髓及脑脊液穿刺及生化检查、血清免疫蛋白电泳及 PET/CT 有助于本病鉴别诊断。

(案例提供:上海交通大学医学院附属瑞金医院,唐永华)

(专家点评:首都医科大学附属北京佑安医院,李宏军)

案例3 ● ● ●

男性，48岁，突发右侧肢体无力伴口角歪斜30天

◆▶ **病例介绍**

病人，男性，48岁。突发右侧肢体无力伴口角歪斜30天，表现为右上肢不能抬举，右下肢不能站立，伴口角歪斜，不能理解对话，不能言语，偶有饮水呛咳。颅脑CTA示左侧颈内动脉起始部至海绵窦段管腔闭塞。住院期间，因梅毒抗体（43.36）+ S/CO，血TRUST阴性。腰穿测得脑脊液压力190mmHg，脑脊液常规：潘氏试验弱阳性；脑脊液细胞学形态：白细胞计数 $4×10^3$/L，小淋巴细胞89%，单核细胞11%，脑脊液生化：颜色无色，透明度清，潘氏球蛋白变性阳性，总蛋白652.3mg/L，乳酸脱氢酶36U/L。脑脊液电泳：寡克隆区带电泳阳性。脑脊液梅毒PA阳性（1:1024）；脑脊液TRUST阴性。脑脊液PRP阴性；血RPR阳性（1:1）；脑脊液TPPA阳性（1:1）。

◆▶ **影像学检查**

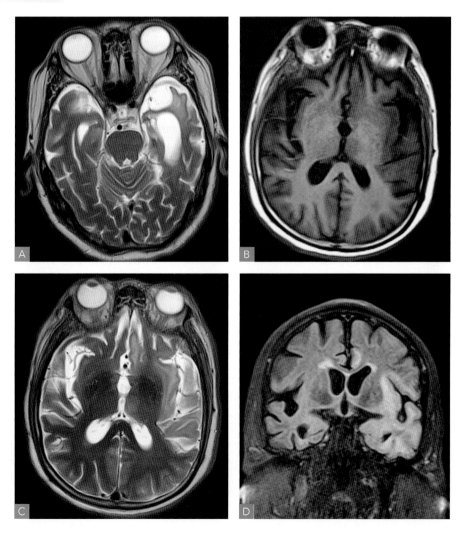

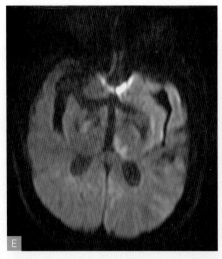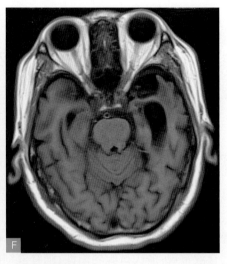

图4-3 头颅MRI扫描（神经梅毒）

A. 头颅 MRI T$_1$WI 示左侧颞叶皮质区、皮质下白质及岛叶楔形脑梗死,在 T$_1$WI 呈稍低信号;双侧半球中度脑萎缩;B. MRI T$_2$WI 示左侧颞叶皮质区、白质区及岛叶楔形脑梗死,在 T$_2$WI 呈高信号;双侧半球中度脑萎缩;C. FLAIR 示左侧颞叶皮质区、白质区及岛叶楔形脑梗死,在 T$_2$WI 呈高信号;伴有弥漫性脑萎缩;D. DWI 示左侧颞叶皮质区、白质区及岛叶及左侧丘脑楔形脑梗死,在 DWI 呈高信号;双侧半球中度脑萎缩;E、F. 发病4个月后MRI复查,左侧颞叶软化灶,左侧颞角较对侧不对称增宽;双侧半球轻~中度脑萎缩

◆▶ 诊断要点与鉴别诊断

1. 诊断要点 本病例特点为青壮年男性,亚急性起病,临床主诉为脑神经受损症状及体征,MRI示左侧额、颞、岛叶及基底节区大片亚急性脑梗死,轻度脑萎缩。颅脑 CTA 示左侧颈内动脉起始部至海绵窦段管腔闭塞。临床上有肢体无力等神经受损改变,实验室检查显示梅毒抗体(43.36)+S/CO,脑脊液梅毒 PA 阳性(1:1024);脑脊液 TRUST 阴性。脑脊液 PRP 阴性;血 RPR 阳性(1:1);脑脊液 TPPA 阳性(1:1)。综合该病人临床、血清及脑脊液实验室检查、颅脑 MRI 所见,诊断为神经梅毒,临床分型为脑膜血管型。

2. 鉴别诊断 神经梅毒的诊断主要依赖血清免疫学检测(VDRL 或 RPR 或 TRUST)及脑脊液检测等,影像学检查不具有特征性,不同临床分型的神经梅毒具有不同的影像学表现。

本例神经梅毒需与由高血压、糖尿病、高血脂等其他脑血管病危险因素引起的脑梗死鉴别。脑梗死临床上常见于老年人,MRI 上表现为典型的 T$_1$WI 低信号,T$_2$WI 高信号,急性期增强扫描病灶呈脑回样强化,MRI 上弥漫性脑萎缩较少见。CTA 提示局限性血管内血栓。而神经血管梅毒 MRI 多见于青壮年男性,MRI 上可见脑梗死,同时可伴有弥漫性脑萎缩。CTA 或 MRA 提示受累动脉呈短的节段性狭窄,常为双侧不对称性,近段显著。全脑动脉造影(DSA)表现为局部血管的不规则狭窄、动脉节段性扩张,或呈腊肠样改变等。

专家点评 ● ● ● ●

　　神经梅毒是由梅毒螺旋体侵犯脑膜和(或)脑实质引起的一种慢性中枢神经系统感染性疾病。临床表现复杂,缺乏特异性实验室诊断方法,需要结合多项实验室检验、影像学证据及临床症状综合判断。既往认为神经梅毒只发生在晚期梅毒,现研究发现各期梅毒均可发生中枢神经系统损害。

　　临床上按侵犯脑部不同部位可分为 5 种类型:①无症状神经梅毒;②脑脊膜梅毒(梅毒性脑膜炎、梅毒性硬脊膜炎);③脑膜血管梅毒;④实质性神经梅毒(麻痹性痴呆和脊髓痨);⑤树胶肿性神经梅毒。不同类型神经梅毒具有不同的临床特征及影像学特征。其 MRI 所见可分别类似于脑膜炎、脑梗死、脑萎缩或脑白质脱髓鞘等征象,但血液及脑脊液检查提示为梅毒感染。了解各型神经梅毒的临床特征,有助于及时诊断。当临床上有头痛及脑膜刺激征阳性,亚急性起病,无明显发热,脑脊液压力增高,脑脊液蛋白及白细胞数增加的病人,需注意脑脊膜神经梅毒;发生在青壮年的脑梗死及脑卒中,临床上不具有其他脑血管危险因素,如高血压、糖尿病、高血脂的青壮年,脑部广泛受累而出现相应神经系统症状者,应注意脑膜血管型神经梅毒。对于存在弥漫性脑萎缩,缓慢发展的进行性痴呆病人,尤其是年轻病人,应注意麻痹性痴呆的可能。应进行梅毒特异性抗原排查,并进一步结合脑脊液性病实验室试验(VDRL)明确诊断。其颅脑影像学诊断主要依赖 MRI,脑膜血管型神经梅毒可显示 CTA 异常改变。

（案例提供:福建省立金山医院,张惠娟）

（点评专家:福建省立金山医院,张惠娟）

04章案例04

案例4 • • •

男性，56岁，头痛5天，加重伴右侧肢体无力3天

◆▶ 病例介绍

病人，男性，56岁。头痛5天，加重伴右侧肢体无力3天。实验室检查：血液螺旋体明胶粒子凝集实验阳性，梅毒非特异性抗体检测阴性；血液TP抗体滴度测定阳性，比值1:20。脑脊液红细胞计数升高（6400×10^6/L）。

◆▶ 影像学检查

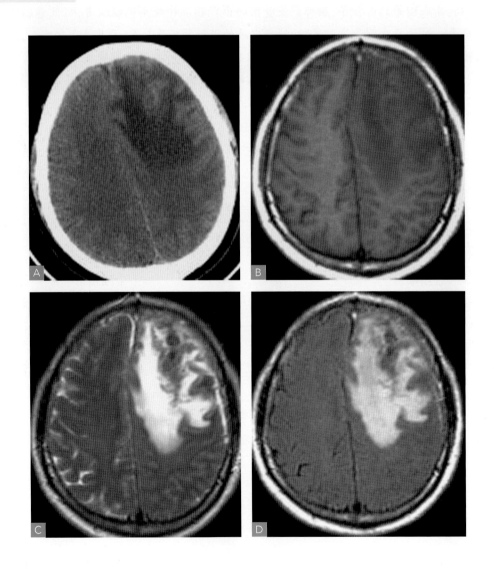

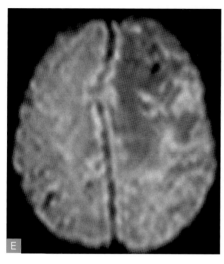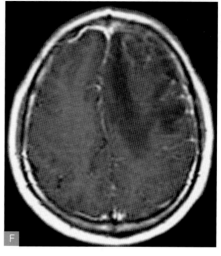

图 4-4　头颅 MRI 扫描（梅毒树胶样肿）

A. 头颅 CT 平扫示左额叶不规则稍高密度病变,周围脑水肿明显;B、C. MRI 平扫示左侧额叶不规则团片状稍长 T_1 等 T_2 异常信号,内见斑片状短 T_1 短 T_2 异常信号（提示少许出血）;D、E. FLAIR 及 DWI 示病灶为等、低信号;F. MRI T_1WI 增强扫描示轻度线状强化

◆▶ 诊断要点与鉴别诊断

1. 诊断要点　病人为中年男性,有梅毒病史,未正规治疗。CT 平扫表现为不规则稍高密度肿块,边界不清,周围明显指状水肿。MRI 平扫 T_1WI 为不规则团片状低信号,内见小片状稍高信号,T_2WI 表现为等信号伴斑点状低信号,CT 结合 MRI 考虑病灶内有少许出血。MRI 增强扫描病灶轻度条状强化。实验室检查血液 TP 抗体滴度测定阳性,血液螺旋体明胶粒子凝集实验阳性,支持梅毒感染。

2. 鉴别诊断

（1）低级别胶质瘤:以深部脑白质好发,瘤周水肿及占位效应较轻,增强扫描一般不强化。

（2）脑梗死:FLAIR 序列呈高信号,急性期脑梗死 DWI 序列为高信号;梗死区形态为片状、扇形等。

（3）细菌性脑脓肿:急性期细菌性感染表现为长 T_1 长 T_2 异常信号,周围可有脑水肿,但血液白细胞明显升高;慢性期脑脓肿形成脓肿壁,壁厚薄均匀、强化一致,其内脓液在 DWI 序列弥散受限呈高信号。

（4）脑结核瘤:多继发于身体其他部位的结核病灶,尤其常见于肺结核;脑实质内结核瘤一般直径较小,中心是干酪性坏死,增强扫描明显环形强化呈"靶"征,为典型结核瘤表现,部分可伴结核性脑膜炎。

（5）转移瘤:多有恶性肿瘤病史,多累及灰白质交界区,常表现为多发结节、肿块,中心坏死液化区表现长 T_1 长 T_2 异常信号,与树胶样肿中心干酪样坏死呈稍长 T_1、短 T_2 信号明显不同。

专家点评 ● ● ●

梅毒树胶样肿,又称梅毒瘤,是神经梅毒的一种少见类型。因肉芽肿质韧而有弹性,如树胶,故而得名树胶样肿。梅毒螺旋体从初疮到全身扩散,通过穿透血-脑脊液屏障或由 V-R 间隙(Virchow-Robin 间隙)进入中枢神经系统,此后梅毒螺旋体随着血流冲击而定植于较小血管的血管壁,引起血管内皮细胞肿胀、增生,血管周围浆细胞、淋巴细胞、上皮样细胞及巨细胞肉芽肿性浸润,类似结核性肉芽肿,中央为干酪样凝固性坏死,但坏死不彻底,周围水肿显著,又类似肿瘤。比较特征的病理改变是闭塞性小动脉内膜炎和动脉周围炎,很少钙化,坏死灶周围肉芽组织中富含淋巴细胞和浆细胞,而上皮样细胞和郎汉斯巨细胞较少。脑脊液检查白细胞数增加,蛋白增高。可发生在脑组织任何部位,但多累及大脑半球表浅部位。

不同病理阶段、不同部位的神经梅毒,其临床表现复杂多样,缺乏特征性。对于无心脑血管病危险因素的青年人,出现无明显原因的头痛、头晕、呕吐、肢体麻木、偏瘫或肢体活动受限,应仔细询问有无冶游史,并进行相关实验室检查,排除神经梅毒的可能。在影像学上,梅毒树胶样肿虽有一定特征性——位置表浅、MRI 各序列呈近似等低信号、显著水肿、常伴病灶内出血,但诊断必须结合临床及实验室检查,并注意与颅内的其他占位性病变,如胶质瘤、结核瘤、转移瘤、急性期细菌性脑脓肿等相鉴别。

(案例提供:西南医科大学附属医院,李操)
(点评专家:西南医科大学附属医院,唐光才)

04章案例05

案例5 ● ● ● ●

男性，59 岁，发热、全身肌肉酸痛、胸闷气闭 1 天

◆▶ 病例介绍

病人，男性，59 岁。发热、全身肌肉酸痛、胸闷气闭 1 天，咯血 2 次。结膜充血，腓肠肌压痛明显，腹股沟及腋窝淋巴结肿大。

◆▶ 影像学检查

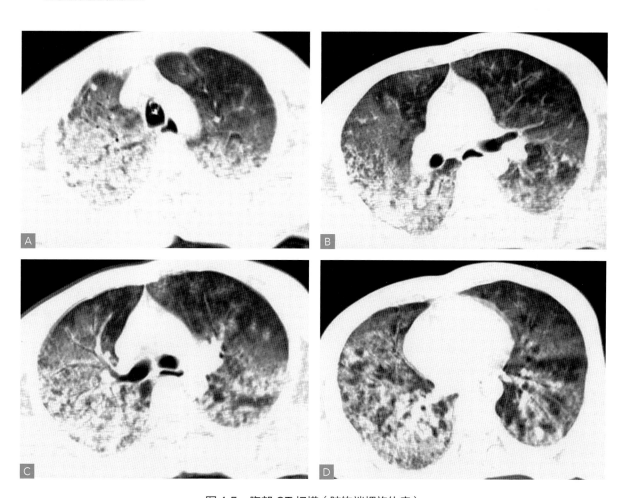

图4-5　胸部 CT 扫描（肺钩端螺旋体病）

A ~ D. 胸部 CT 示双肺弥漫性大片状密度增高影，有融合倾向，在融合影中可见不规则含气透明区，边缘模糊

◆▶ 诊断要点与鉴别诊断

1. 诊断要点　病人为农民，水稻收割 1 周后出现发热、咯血、肌肉酸痛，眼结膜充血、腓肠肌压痛、

腹股沟及腋窝淋巴结肿大。双肺弥漫性大片状密度增高影,有融合倾向,在融合影中可见不规则含气透明区,病变发展迅猛,符合肺出血影像学征象。结合夏秋之交的水稻收割季节,近期有疫水接触史,需要考虑到肺钩端螺旋体病肺出血型。

2. 鉴别诊断

(1)急性粟粒型肺结核:起病急,有寒战、高热、头痛、昏睡、呼吸困难等症状,X线检查显示双肺尖至肺底分布有密度均匀、大小形态一致的粟粒样阴影,边界较清。

(2)大叶性肺炎:好发于冬春季节,起病急,常有单侧胸痛,吐铁锈色痰,肺部呈实变体征,早期不出现啰音,无钩端螺旋体病的症状和体征,白细胞增高明显,尿常规少有改变。X线表现为某一肺叶或段均匀一致实变,大片实变中无不规则透明区。

(3)急性肺水肿:见于左心衰竭、过敏、输血、高原反应或输液过载等病史。有剧烈的气喘、端坐呼吸、咳嗽、咳泡沫样稀薄黏液痰,可呈粉红色血痰。X线表现为大片状模糊影聚集于以肺门为中心的肺叶,两侧对称,近肺门区密度较高,向外逐渐变淡,形似"蝶翼"状阴影;而肺钩端螺旋体肺出血型无"蝶翼"状大片阴影,病灶分布以肺野中外带多见。

专家点评 ● ● ●

肺钩端螺旋体病肺出血型的胸部影像均有不同程度和类型的表现,先兆期出血量较少,易与肺部其他疾患相混淆。出血期示双肺广泛性弥漫性斑片状影、斑点影,融合时可形成大片状淡薄影,其内可见含气透亮影,病灶呈非叶性或段性分布,为本病的重要特点。肺弥漫性出血严重时,病灶累及全肺,致使心缘、肺门、肺纹理、膈肌均显示模糊不清,但无肺门增大。病灶发展迅速,2~3天内范围迅速扩大,若治疗及时,消散亦较迅速,可在1周内消失。

肺钩端螺旋体病肺出血型的早期诊断缺乏特异敏感的方法,且病情重笃,急需抢救,故诊断需密切结合流行病学、临床表现、实验室检查及影像学。

(案例提供:浙江大学丽水医院,涂建飞)

(点评专家:首都医科大学附属北京佑安医院,李宏军)

案例6 ● ● ●

男性，35 岁，发热 4 天，头痛、腰痛、腿痛 3 天，身目黄染、尿少1天

◆▶ 病例介绍

病人，男性，35 岁。发热 4 天，头痛、腰痛、腿痛 3 天，身目黄染、尿少 1 天。病人 4 天前无明显诱因出现全身发热，当时未测体温，口服感冒药后药效果欠佳，仍发热。次日病人出现畏寒、全身乏力，食欲下降，伴头痛、腰痛，双下肢疼痛不能行走，关节僵硬感。1 天前发现身目黄染，尿黄如浓茶，伴尿量减少。体温 37.5 ~ 39.7℃。实验室检查：血常规检查为 WBC 9.18×10⁹/L，NEUT% 89.8%，RBC 4.13×10¹²/L，PLT 14×10⁹/L；尿常规：尿蛋白阳性(++)，白细胞 5 ~ 8 个/HP，红细胞 1 ~ 2 个/HP；血肌酐 146μmol/L，血尿素氮 8.5mmol/L，LDH 293U/L，ALT 68U/L，AST 154U/L，TB 113μmol/L，CK 3980U/L，AMY 273U/L；钩端螺旋体乳胶凝集试验阳性，间接荧光抗体染色试验阳性。病人发病前曾在钩端螺旋体病流行区生活 3 周，当地洪水暴发时赤脚下水田，居住地有老鼠出没。

◆▶ 影像学检查

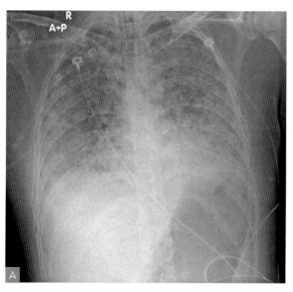

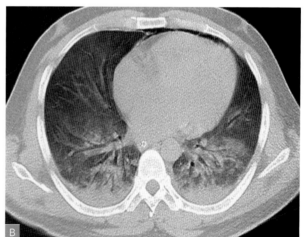

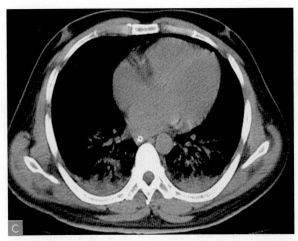
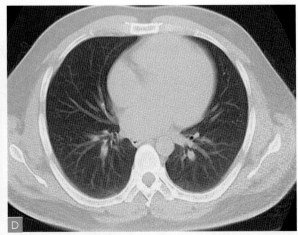

图4-6 床旁胸片与胸部CT扫描（肺钩端螺旋体病）

A. 病程第6天，床旁胸片示双肺弥漫多发斑片状影和絮状影；B. 病程第11天，胸部CT示双肺纹理模糊，周围见多发斑片状模糊影，双肺各叶背侧近胸膜下见多发片状磨玻璃样阴影及实变，边界不清；C. 病程第11天，CT纵隔窗示双肺下叶背侧多发斑片状渗出病灶伴双侧胸膜轻度炎症反应；D. 病程第52天，双肺病灶基本吸收

◆▶ 诊断要点与鉴别诊断

1. 诊断要点 本例病人为中年男性，农民，有典型的发热、头痛、全身乏力、小腿压痛，合并有肝肾功能损害、肺出血的临床表现。居住地有老鼠出没，当地洪水暴发时赤脚下水田，有钩端螺旋体病流行史。X线表现为双肺弥漫多发斑片状密度增高影和絮状影；胸部CT表现为双肺多发模糊影，双肺背侧胸膜下多发渗出性病灶，符合肺水肿、肺出血表现。钩端螺旋体乳胶凝集抑制试验阳性，中性粒细胞增高。

2. 鉴别诊断

（1）血行播散型肺结核：X线均表现为弥漫多发斑点和斑片状密度增高影，CT表现为双肺内弥漫多发斑点、斑片状密度增高影及"树芽"征。血行播散型肺结核影像表现病灶一般在双肺分布均匀，无下叶背侧病灶多发的特点。

（2）急性肺水肿鉴别：急性肺水肿见于左心衰竭、输血或输液过多过快。有剧烈的气喘，端坐呼吸、咳嗽、吐泡沫样稀薄黏液痰，可呈粉红色血痰。X线表现为大片状模糊影聚集于以肺门为中心的肺叶，两侧对称，近肺门区密度较高，向外逐渐变淡，似"蝶翼"状阴影；而钩端螺旋体病弥漫性肺出血型，X线胸片无"蝶翼"状大片阴影，其表现的大片影以中外带多见。

专家点评 ● ● ● ●

钩端螺旋体病是由致病性钩端螺旋体所引起的急性动物源性传染病，传染源主要是鼠类和猪，经皮肤和黏膜接触含钩端螺旋体的疫水而感染。本例病人的传染源可能是鼠类。典型的临床经过可分为早期、中期和晚期，早期典型的临床表现为三症状（发热、头痛、全身乏力）、三体征（眼红、腿痛、淋巴结肿大），中期分为流感伤寒型、肺出血型和黄疸型、肾衰竭型和脑膜炎型，晚期即恢复期。本病例属于中期肺出血型和黄疸型，两者并存，肺出血型钩端螺旋体病X线表现为双肺弥漫多发斑片状影，以下叶背侧病灶多发为特点，影像学上需要与亚急性血行播散型肺结核进行鉴别。

参 考 文 献

［1］ HAAKE D A,LEVETT P N. Leptospirosis in humans. Berlin Heidelberg：Springer,2015.

［2］ 孙淮波,王沁泉,陈长华,等. 肺弥漫出血型钩端螺旋体病的早期诊断. 中国基层医药,2003,10（4）：309-310.

（案例提供：深圳市第三人民医院,张倩倩）

（点评专家：深圳市第三人民医院,陆普选）

案例索引